高原地区
居民膳食指南
(2023)

西藏自治区疾病预防控制中心　编写

指导单位： 国家卫生健康委员会食品安全标准与监测评估司

编写单位： 西藏自治区疾病预防控制中心

参与单位： 中国疾病预防控制中心

中国营养学会

U0256705

北京大学医学出版社

GAOYUAN DIQU JUMIN SHANSHI ZHINAN (2023)

图书在版编目（CIP）数据

高原地区居民膳食指南．2023 / 西藏自治区疾病预防控制中心编写．—北京：北京大学医学出版社，2024.7

ISBN 978-7-5659-3164-2

Ⅰ．①高…　Ⅱ．①西…　Ⅲ．①高原—地区—膳食营养—中国—2023—指南　Ⅳ．①R151.3-62

中国国家版本馆CIP数据核字（2024）第110831号

高原地区居民膳食指南（2023）

编　　　写：西藏自治区疾病预防控制中心
出版发行：北京大学医学出版社
地　　　址：（100191）北京市海淀区学院路38号　北京大学医学部院内
电　　　话：发行部 010-82802230；图书邮购 010-82802495
网　　　址：http：//www.pumpress.com.cn
E - m a i l：booksale@bjmu.edu.cn
印　　　刷：北京信彩瑞禾印刷厂
经　　　销：新华书店
责任编辑：董采萱　责任校对：靳新强　责任印制：李　啸
开　　　本：710 mm×1000 mm　1/16　印张：7.25　字数：133千字
版　　　次：2024年7月第1版　2024年7月第1次印刷
书　　　号：ISBN 978-7-5659-3164-2
定　　　价：45.00元

编写委员会

主　审： 徐　娇　　杨月欣

主　编： 白国霞　　李亚杰

副主编： 于冬梅　　索朗曲珍　　崔　凯　　李　宁

编　委：（按姓名汉语拼音排序）

巴桑卓嘎	白国霞	次仁旺拉	崔　凯	嘎玛仓决
格桑央吉	龚弘强	晋美曲珍	李福胜	李佳玺
李景中	李　宁	李亚杰	李彧格	南　晶
尼玛卓拉	彭措次仁	朴　玮	平措卓玛	史　恒
索朗曲珍	王瑛瑶	王玉英	魏潇琪	夏红红
杨宇祥	于冬梅	于　跃	扎西宗吉	赵丽云
赵文华				

前　言

几十年来，食物与健康之间的科学联系已经得到了充分的证明。大量且越来越有力的证据表明，遵循健康的膳食模式可以帮助人们在生命的各个阶段实现并保持良好的健康，降低慢性病的患病风险。

所有有组织的人类活动都或隐或明地受到原则的指导，膳食也不例外。膳食指南是根据营养科学原则和人体营养需要，结合当地食物生产、供应情况及人群生活实践，提出的食物选择和身体活动的指导意见。

随着人民生活水平的提高，生活方式和饮食结构的改变，高原地区居民膳食质量明显提升，营养状况和体格发育明显改善，人均期望寿命不断增长。但同时我们也清醒地认识到，不健康的生活方式广泛流行，并使我们面临着营养不足和营养过剩的双重负担，营养相关慢性病患病率呈现上升趋势，严重威胁人民群众的生命健康。受高原独特地理环境和民族文化影响，高原地区居民具有独特的膳食习惯，与其他地区明显不同。为了更加契合高原地区居民的健康需要和生活实际，探索适合高原地区居民的平衡膳食模式及实践，认真贯彻落实习近平总书记在全国卫生与健康大会上关于营养健康工作的重要指示精神，国家卫生健康委员会立项并委托西藏自治区疾病预防控制中心编写《高原地区居民膳食指南

（2023）》。

　　西藏自治区疾病预防控制中心成立指南编写工作组，对历年来已有的监测数据（中国居民营养与健康状况监测、中国慢性病与危险因素监测、中国成人慢性病与营养监测和中国食物营养成分监测等）和调查数据（西南区域自然人群队列研究、高原地区婴幼儿早期发展研究等）进行整理分析，检索国内外相关文献，查阅营养学相关书籍（《中国营养百科全书》《高原医学与生理学》《特殊人群营养学》《实用营养学》《营养与健康》《食物、营养与疾病》等），现场调查补充相关数据，参考《中国居民膳食指南（2022）》起草该指南。在中国营养学会、中国疾病预防控制中心和相关单位的技术支持与帮助下，经过不同领域专家多次研讨和论证，最终形成了《高原地区居民膳食指南（2023）》。

　　《高原地区居民膳食指南（2023）》是在《中国居民膳食指南（2022）》的基础上，根据营养学原理，紧密结合高原地区居民膳食消费和营养状况的实际情况制定的。其目的是指导居住在海拔 2500 m 以上高原地区的居民，尤其是青藏高原地区 2 岁以上人群科学选择食物，追求平衡膳食，保持健康体重，预防或减少膳食相关慢性病的发生。《高原地区居民膳食指南（2023）》在数据分析和证据汇总的基础上，提炼了适用于一般人群的九条平衡膳食准则，与大众关心的膳食和健康问题有机结合，更具有实践指导意义。

西藏自治区党委高度重视《高原地区居民膳食指南（2023）》的编写工作。编写工作由西藏自治区卫生健康委员会统筹安排，西藏自治区疾病预防控制中心具体负责组织实施。《高原地区居民膳食指南（2023）》的编写得到了国家卫生健康委员会食品安全标准与监测评估司、农业农村部食物与营养发展研究所、中国营养学会、中国疾病预防控制中心、暨南大学、青海省疾病预防控制中心、四川省疾病预防控制中心、甘肃省疾病预防控制中心、北京市疾病预防控制中心、拉萨市城关区疾病预防控制中心等单位相关专家的大力支持。同时，为补充完善西藏自治区居民膳食营养等基础数据所开展的现场调查得到了拉萨市、林芝市、山南市、日喀则市、那曲市及辖区相关县（区）疾病预防控制中心领导和专业人员的积极协助与配合，在此表示衷心的感谢！

本书编写内容涉及范围广，数据信息量大，由于编者的学识和水平有限，指南中难免存在不妥之处。恳请有关专家和广大读者批评指正。

编者

高原地区居民平衡膳食
原则与建议

- 每日的膳食应包括谷薯类、蔬菜水果类、畜禽鱼蛋奶类、豆类和坚果类
- 平均每日摄入 12 种以上食物，每周摄入 25 种以上食物，合理搭配
- 每日摄入谷类食物 220 ~ 330 g，薯类 55 ~ 110 g
- 坚持以青稞等谷类为主的膳食模式

- 坚持每日摄入豆类 15 ~ 25 g
- 豆类与谷类食物合理搭配
- 坚持每日饮奶 300 ml 以上或摄入相当量的奶制品
- 适量食用坚果，平均每日 10 g，每周 50 ~ 70 g
- 豆类、奶类及坚果的选择应遵循多样化原则

- 减少酥油茶、清茶（砖茶）及菜肴中食盐的使用量，逐渐做到量化用盐
- 减少甜茶及菜肴中糖的使用，每日摄入添加糖不超过 50 g
- 不喝或少喝含糖饮料
- 减少烹调用油，每日摄入量控制在 25 ~ 30 g
- 学会合理选择烹调油
- 少食或不食反式脂肪酸含量较高的食物
- 培养清淡饮食习惯，减少高盐、高糖、高油 / 高脂食物摄入

食物多样，青稞等谷类是膳食的基础

增加豆类和奶类的摄入，适量食用坚果

减少盐、油和糖的摄入

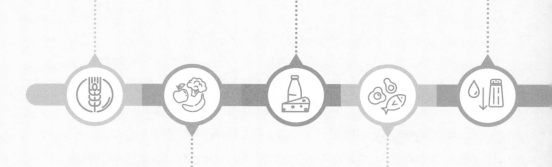

多吃蔬菜、水果，保证每日 5 种以上

- 餐餐有蔬菜，保证每日摄入不少于 300 g 的新鲜蔬菜，其中深色蔬菜应占一半
- 天天吃水果，保证每日摄入不少于 200 g 的新鲜水果，果汁不能代替鲜果
- 每日食用 5 种以上蔬菜和水果，两者不能互相替代
- 提倡多食富含维生素 C、维生素 E 的蔬菜和水果

适量食用蛋类、禽肉、畜肉、鱼类，总量每日不超过 220 g

- 适量摄入蛋禽畜鱼，日均摄入量不超过 220 g
- 优先选择白肉及瘦肉，减少肥肉、烟熏和腌制肉的摄入
- 保证每日摄入 1 个鸡蛋
- 多低温烹调，少油炸煎烤

- 合理安排三餐时间，养成规律进餐习惯
- 暴食偏食不可取，进餐能量要适宜
- 在外就餐应注意，零食选择需合理
- 主动足量饮水，注重饮水卫生

按时定量进餐，每日足量饮水

- 科学处理食物原料，选择高原适宜烹饪方式
- 公筷分餐更卫生，杜绝浪费节俭兴
- 食品标签会辨识，健康饮食有意识
- 野生动物不可食，染疫动物要远离
- 注重个人和饮食卫生，享用安全、清洁食品

合理烹调，杜绝浪费，会看食品标签，保证食品安全

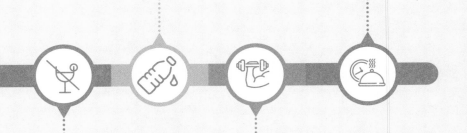

减少酒精的摄入

- 限量饮酒，文明餐饮
- 孕妇、乳母应禁酒，儿童少年不饮酒
- 特定职业饮酒应控制，特殊人群饮酒有节制

增加身体活动，减少久坐与视屏时间，保持健康体重

- 动则有益，积极参与锅庄等传统运动
- 增加身体活动，每周进行至少150分钟的中等强度身体活动
- 限制视屏时间，减少久坐行为
- 保持健康体重

目　录

第一章

高原环境与
人群营养

一、高原环境特点

一般将海拔 2500 m 以上的地区称为高原。我国拥有全世界面积最大的高原，其中 3000 m 以上的高原地区占陆地总面积的 1/6 左右。青藏高原是中国最大、世界海拔最高的高原，平均海拔达 4500 m 以上，被称为"世界屋脊"和"第三极"，包括我国西藏全部和青海、新疆、甘肃、四川、云南的部分地区。青藏高原上的居民以藏族为主，故而形成了以藏族文化为主的高原文化体系。

高原环境具有气压低、氧分压低的特点。大气为弹性气体，具有一定的质量和可压缩性，越接近海平面，大气密度越大。大气压随海拔高度的上升而下降，一般海拔每上升 100 m，大气压下降 7.45 mmHg。高原地区大气压的降低对人类生产和生活会产生一定的影响，例如可使从平原运送到高原的物体内部气体膨胀，人体也会出现腹部胀气等现象。伴随大气压的降低，吸入气氧分压、肺泡氧分压和动脉血氧饱和度也下降，易对人和动物造成缺氧危害。

高原地区还有气温低、湿度低、昼夜温差大、降雨少、气候干燥等特点，会对高原地区居民日常生活和健康状况产生影响。此外，高原地区紫外线强、寒冷、风沙多等多种环境因素对机体生理功能也会产生十分显著的影响，机体营养代谢与营养素需要量亦会出现显著变化。

二、高原环境对机体的影响

进入高原环境，尤其是进入 4000 m 以上的高海拔地区时，机体内分泌系统、中枢神经系统、呼吸系统、心血管系统以及消化系统等功能会发生一系列应激性变化，机体营养代谢也会出现显著变化。

（一）高原环境对生理功能的影响

1 内分泌系统 高原低氧环境可诱发机体的应激反应，导致交感 - 肾上腺髓质系统功能增强，血浆儿茶酚胺水平升高。低氧还可激活下丘脑 - 垂体 - 肾上腺皮质系统，使促肾上腺皮质激素和皮质醇分泌增多。高原暴露对肾素 - 血管紧张素 - 醛固酮系统也有影响。到达高原的初期，人体血浆肾素水平可能发生变化，对此研究报道不一，但醛固酮分泌有所减少。急性低氧还可引起甲状腺功能增强，而慢性低氧对甲状腺功能无显著影响。此外，有研究表明，血清瘦素水平与急性高原反应的程度有较强的相关关系。

2 中枢神经系统

脑组织具有耗氧量大、代谢率高的特点，对低氧环境极为敏感。进入高原后，缺氧会引起组织能量代谢障碍、钠泵功能紊乱，导致钠和水进入细胞。缺氧者常出现头痛、头晕、失眠等症状，严重者甚至有发生脑水肿的风险。

3 呼吸系统

由于高原地区氧分压下降，缺氧刺激呼吸加快加深，肺活量加大，肺通气量增加，肺动脉持续收缩，引起动脉肌层肥厚，血流阻力加大，易导致肺动脉压升高，严重时可诱发机体肺水肿。

4 心血管系统

高原急性缺氧时，机体心率加快，心输出量增加，且由于肺动脉压力的增加，右心室负担会进一步加重。高原慢性缺氧时，由于红细胞生成增加，血液黏稠度增加，会导致心脏负担加重，易诱发高原心脏病。

5 消化系统

高原低氧环境下，消化系统也会发生显著变化，主要表现为胃肠蠕动功能紊乱、胃液分泌减少、胃蛋白酶活性降低、胃排空时间延长、胃肠胀气、胆囊收缩减弱等，从而引起恶心、呕吐、腹泻、腹痛、腹胀、消化不良及食欲不佳等症状。同时，肠黏膜屏障功能下降，肠道菌群也会出现结构性变化。

（二）高原环境对营养代谢的影响

高原环境对机体营养代谢方面产生影响的主要原因之一是高原低氧。在高原低氧的环境下，机体的消化功能下降，碳水化合物、脂肪、蛋白质等产能营养素及水、矿物质、维生素的代谢降低，容易引起人体食欲减退。

1 能量代谢

初入高原人群的基础代谢率高于平原人群，升高的程度与所处的海拔高度和停留时间密切相关。在海拔 4000 m 以下时，机体的基础代谢率与在平原地区相似，但当海拔超过 4300 m 时，基础代谢率明显升高，即使在短期习服以后，仍比在平原地区时至少高出 10%。此种现象可能是进入高原后心率加快、肺通气量增加使机体耗氧量增加所致；另外，内分泌系统变化，尤其是甲状腺功能增强，也与基础代谢率增加有关。

2 产能营养素代谢

进入高原环境后，由于大气中氧气含量减少，体内碳水化合物代谢变化表现为无氧酵解加强，从而导致血中乳酸含量升高，糖原分解加强，糖异生增加，血糖水平有所下降。有研究表明，高原人群对葡萄糖的利用能力明显高于平原人群。

脂类代谢变化表现为脂肪动员增加，分解代谢加强，可能是交感 - 肾上腺髓质系统活性增强所致。但低氧导致脂肪氧化不全，血中甘油三酯和游离脂肪酸水平升高，体内酮体生成相应增加。酮体大量聚积会进一步使机体缺氧耐力降低。

蛋白质代谢变化表现为分解代谢加强、合成代谢减弱，如果膳食蛋白质摄入减少，则机体易出现负氮平衡。与此同时，血中游离氨基酸水平下降，非必需氨基酸水平下降的幅度大于必需氨基酸水平下降的幅度，而肝中游离氨基酸尤其是必需氨基酸水平反而升高。

3 维生素代谢

高原低氧环境易造成机体维生素营养状况不良。动物实验结果表明，海拔高度和停留时间对大鼠体内一些维生素的代谢均有显著影响。在模拟海拔 4000～8000 m 的条件下，随着高度的增加，红细胞转酮酶活性、全血谷胱甘肽还原酶活性系数逐渐升高，提示体内维生素 B_1 和维生素 B_2 出现不足或缺乏；此外，血清维生素 C 与维生素 E 水平也出现下降趋势。同时，体内会产生氧化应激反应，表现为脂质过氧化产物增加。

4 水与矿物质代谢

从平原进入高原环境的初期，机体水代谢一般呈负平衡状态，电解质平衡容易发生紊乱，体液可由细胞外进入细胞内，导致细胞水肿。有关矿物质代谢变化的研究结果不完全一致。动物实验发现，低氧暴露后一些组织中锌、铁、铜、硒等微量元素含量出现变化，原因可能与摄入减少、消耗增加等有关。一些高原人体试验发现血清钠、氯水平升高，心电图出现与低钾血症类似的变化。此外，低氧暴露后机体铁的吸收率增加，血中铁的转运速度加快，这可能与红细胞生成增加有关。

三、高原环境对身体活动的影响

许多因素限制了高原地区居民的运动耐力，而且在不同海拔高度下存在差异。例如，在极高海拔地区，严重低氧血症对大脑功能的影响似乎是一个主要因素，而运动肌肉的传入信号在此环境中就显得不那么重要了。然而在中高海拔地区，大脑氧合不会受到影响，但低氧运动会反馈给大脑，使其在临界阈值下激活抑制信号，使机体运动耐力下降。高原低氧环境对运动耐力的影响可通过各种途径体现，主要包括肺通气、心输出量和心率等。

（一）肺通气

高原低氧条件可降低运动耐力。低氧暴露时呼吸频率和深度的增加引起肺通气量的增加，这是人体对高原环境做出的一种最早期和最明显的基本变化，该现象被称为低氧通气反应。低氧暴露时，低氧通气反应可增加肺泡氧分压，提高动脉血氧分压和氧饱和度，氧合血红蛋白的解离曲线左移。低氧通气反应受外周和中枢化学感受器的控制，并依赖个体对低氧的敏感性。肺通气量的增加虽然会导致呼吸肌做功和耗氧量增加，但不会对氧饱和度的增加有影响。肺通气的增加会降低血液二氧化碳的分压，导致血液 H^+ 浓度减少和 pH 升高，机体容易出现呼吸性碱中毒。随着机体对高原的进一步适应，肺通气量下降，血液酸碱平衡将重新恢复。

一项在西藏地区常住大学生中进行的研究发现，低强度和中强度有氧运动可以改善长期居住在海拔 3680 m 的年轻健康男性移居者的心肺功能水平，而高强度运动对移居者的心肺功能不产生影响。另一项在西藏 9～10 岁儿童中进行的研究发现，世居高海拔地区的儿童比移居高海拔地区的儿童表现出更强的运动能力，居住在较低海拔地区的儿童比居住在较高海拔地区的儿童表现出更强的运动能力。

（二）心血管反应

急性缺氧下，无论是静息状态还是运动状态，人体的心率都是增加的，而且海拔越高，心率增加就越快。与海平面水平的人体心率比较，在模拟海拔 4000～4600 m、氧分压降低到 40～45 mmHg 的条件下，人体心率增加 40%～50%。

（三）外周组织的反应

一些动物研究显示，慢性缺氧环境下一些动物组织的毛细血管密度会有所增加。然而人体肌肉活检数据显示，海拔 4100 m 的高原习服者体内毛细血管的数量保持不变，血管内皮生长因子表达量增加。

四、高原环境人群营养需要

（一）能量

从平原进入高原地区，由于基础代谢率的升高，加上呼吸加快、气温变化等原因，机体能量消耗明显高于在平原地区时的消耗。印度研究结果显示，在海拔 4107 m 高度，环境温度为 4℃时，机体能量需要增加 32.0%。美国研究结果显示，进入海拔 4300 m 的高原后第 5 天，机体能量消耗增加 3.0%～15.0%，第 9 天时能量消耗增加 17.0%～35.0%。我国学者根据高原现场研究结果，在我国军用标准《军人营养素供给量》（GJB 823B—2016）中规定了高原部队每日能量供给量，即高原轻度劳动为 2800～3300 kcal，中度劳动为 3300～3800 kcal，重度劳动为 3800～4400 kcal，比相应的平原部队每日能量供给量高出 10%。

（二）产能营养素

有关产能营养素构成适宜比例的研究一直是高原营养研究中的热点问题之一。早期苏联学者认为高原地区居民应遵循"高碳水化合物、低脂肪、适量蛋白质"的膳食原则，建议以上物质应分别占摄入总能量的 65%～75%、20%～25% 和 10%～15%，主要原因是脂肪氧化需要更多的氧气，而高碳水化合物有助于肺泡氧张力的增加和脑功能的改善。但是，之后的一些研究表明，上述原则可能仅仅适用于初入高原且处于急性缺氧期的人群，对于在高原居住 1 年以上者，或者对高原习服者，无须过分强调上述高碳水化合物、低脂肪的膳食模式。适当增加脂肪和蛋白质的供给，往往可以增加菜肴的美味，促进食欲。因此，对于慢性低氧暴露者或者对高原环境习服者，三大产能营养素适宜比例可与平原居民无异，即分别占摄入总能量的 50%～65%、20%～30% 和 10%～15%。

（三）维生素

高原环境下，机体对一些维生素的需要量有所增加。已有研究证明，机体对维生素 B_2 与维生素 C 的需要量显著高于在平原地区的需要量。空腹血和尿检测、尿负荷试验等检查结果显示，高原青年人维生素 B_2 需要量达 1.58 mg/d，维生素 C 需要量达 80 mg/d，而且初入高原者的维生素 B_2 需要量达 1.80 mg/d，高于久居高原者。动物实验研究表明，补充维生素 C 具有改善缺氧心肌线粒体功能和增加机体腺苷三磷酸（ATP）含量的作用，补充维生素 E 具有减轻体内氧化应激反应的作用。高原现场人体营养干预试验结果也表明，补充多种维生素对于改善机体能量代谢、心脏功能，增加体能以及提高抗氧化能力均具有较好的效果。

（四）水和矿物质

高原环境具有干燥、低氧、湿度低、日照时间长、风速高和蒸发量高等特点，若不及时足量饮水，机体可能会出现代谢平衡失调，甚至产生轻度脱水的现象。因此，高原地区居民需增加水的摄入量，以补充机体从皮肤和呼吸道等途径所散失的水分。高原地区居民每日的生理需水量一般为 2.5～4.0 L。但是初到高原者不宜过量饮水，以防高原肺水肿的发生。此外，居民饮水也应该注意时间段，一般在清晨醒来和上下午、就餐前、剧烈体力活动后可适当增加饮水量，而在夜间睡觉前则应该减少饮水量，以防增加心脏负担。

高原环境下，机体对一些矿物质的需要量也有所增加，尤其是对铁与锌的需要量显著高于在平原地区。铁需要量增加是由于进入高原后，机体造血功能亢进，需要增加铁的摄入，以满足合成血红蛋白的需要。

五、高原地区居民膳食

受高原地区独特气候、交通、地理环境等影响，高原地区在食物多样性和可及性上不如我国其他地区，尤其是偏远农牧地区的居民，极易出现蔬菜、水果和豆类摄入量不足的情况。青稞是高原地区居民重要食物之一，主要产于西藏、青海、甘肃和四川等藏区。青稞在藏区栽培的历史悠久，种植面积大，在一些地区种植面积占比最多可达到 80% 以上。畜牧业是高原地区居民的重要产业之一。由于高原环境的特殊性，青藏高原的畜牧业以放牧为主，品种主要有藏系牛、藏系羊和藏系马等。随着科技的进步和畜牧业的现代化发展，鲜奶、奶渣、脱脂奶、酸奶等产品深受当地居民的喜爱。

高原的特殊环境孕育了许多当地特有的食物和饮食文化。酥油（酥油茶）、青稞（糌粑）、青稞酒、酸奶酪（奶渣）、牛羊肉、甜茶等是青藏高原地区居民经常食用的传统食物。

（一）酥油（酥油茶）

酥油由牦牛奶或羊奶提炼，营养价值很高，脂肪含量约 80%～90%，富含维生素 A，是高原地区藏族居民生活中不可缺少的食物。将牦牛奶或羊奶稍微加热，然后倒入"雪董"（酥油桶）中，搅拌至表面浮上一层脂肪，把脂肪舀起装入袋中，冷却后即成酥油。酥油可制酥油茶，或加入糌粑中食用。酥油茶是藏族居民生活中最普遍的饮品，制作方法是先将茶砖熬煮成浓稠的茶汁，然后与酥油、盐一起倒入酥油茶桶中，搅至水乳交融后煮开饮用。

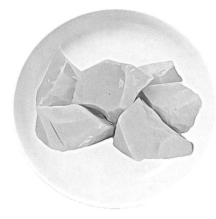

酥油

（二）青稞（糌粑）

青稞又称裸大麦、元麦、米麦，属于大麦的一种，耐寒、耐旱，生长期短，是青藏高原最主要的粮食作物。将青稞晒干、炒熟、磨成粉状，加入酥油搓捏成团，即为"糌粑"。糌粑是高原地区藏族居民的主食。从有关资料对比来看，糌粑的营养价值不低于其他谷类，某些营养素含量还高于其他谷类食物。青稞做成的糌粑不仅是藏族人民的传统食品，还作为藏餐出现在拉萨的主要饭店，成为招待外宾的重要食物。

（三）青稞酒

青稞酒以青稞酿成，酒精度在 10 度左右，味道酸甜，似内地的米酒。在藏区，几乎家家户户都能酿造青稞酒。酿造前，首先要选出颗粒饱满、富有光泽的上等青稞，淘洗干净，沥干水分，再将其放置在大平底锅中加水烧煮两小时。然后将煮熟的青稞捞出，晾去水汽后，把发酵曲饼研成粉末，均匀地撒上去并搅动。最后将其装进坛子，密封贮存。

（四）酸奶酪（奶渣）

高原地区是以牧业和半农半牧为主的地区，牛羊等牲畜饲养较多。奶及其制品主要有鲜奶、酸奶、奶酪和酥油等，是高原地区居民日常生活中的主要食物。鲜奶是人们日常饮用的食品，当地居民喜欢喝牦牛奶，一般不喝羊奶，尤其是山羊奶，羊奶多用于提炼酥油。酸奶制作方法简单，经牛奶加工发酵而成。奶酪俗称奶渣，分为两种：一种是用提炼酥油后剩下的汁水，经熬煮，待水分蒸发至锅中出现白色块状物时，将其倒入袋中控净水分后晾晒干，或者将白色块状物压成饼状或切成块状晾干而成；另一种是用不提炼酥油的乳汁熬制加工而成。根据奶渣的口味、品质、干湿等，人们将其称为甜奶渣、干奶渣、湿奶渣等。奶渣是高原地区居民日常饮食和外出劳作的必备食品。

（五）牛羊肉

受高寒的高原环境影响，高原地区藏族居民膳食以牛、羊肉为主。其中，牧区居民牛、羊肉每人每月食用量可高达 60 斤以上。从膳食模式上来说，牧区乃至在高原地区的一些城镇都属于高脂肪、高蛋白膳食模式。

（六）甜茶

甜茶即西藏甜茶，藏语称"恰安莫"，一般都是用红茶和奶粉 / 牛奶混在一起，然后加入一些白糖制成。茶汤呈乳白色，不透明而略稠，有浓浓的奶香。一杯正宗的西藏甜茶可以有效缓解高原反应的症状。除补充体内所需要的氨基酸、微量元素之外，在寒冷的时候，甜茶可以起到驱寒的作用。此外，甜茶还具有消除积食的功效。甜茶还含有非常丰富的咖啡碱，可以有效地活化大脑细胞，起到提神醒脑的作用。

六、高原膳食模式与慢性病

西南区域自然人群队列研究结果显示，青藏高原膳食模式以青稞等粗粮、块茎类食物和茶叶的摄入量较高，新鲜蔬菜和水果的摄入量较低为特征，体现了青藏高原居民特有的膳食特点。

有关膳食模式与慢性病关联的研究结果显示，青藏高原膳食模式与高血压和代谢综合征患病风险均有相当大的关联，青藏高原膳食模式的高依从性与代谢健康的超重／肥胖和代谢不健康的超重／肥胖均呈正相关。

第二章

膳食原则和建议

食物多样，青稞等谷类是膳食的基础

食物是人类赖以生存、繁衍的物质条件。每日的膳食应包括谷薯类、蔬菜水果类、畜禽肉类、鱼类、奶类、豆类和坚果类。高原环境对机体的消化吸收、营养素代谢和需要有一定影响，为达到平衡膳食要求，高原地区居民要坚持食物多样，平均每日摄入 12 种以上食物，每周摄入 25 种以上食物。全谷物如青稞等比精加工的米面含有更丰富的营养物质。在高原地区应坚持以青稞等谷类为主的膳食模式，每日摄入谷类食物 220～330 g，薯类 55～110 g。糌粑作为高原地区居民的一种传统主食，适量食用有益健康。

核心推荐

一、每日的膳食应包括谷薯类、蔬菜水果类、畜禽鱼蛋奶类、豆类和坚果类

我国古代《黄帝内经·素问》一书中提出了"五谷为养，五果为助，五畜为益，五菜为充"的食物营养学概念。良好的膳食模式是保障营养充足的条件。人类需要的基本食物包括五大类，即谷薯类、蔬菜水果类、畜禽鱼蛋奶类、豆类和坚果类、油脂和盐。不同食物中含有维持人体生命与健康所必需的不同营养素。因此，从人体营养需要和食物营养特征考虑，科学的平衡膳食模式是保障营养充足的条件之一。

高原环境对机体的消化吸收、营养素代谢有一定影响，这使得高原地区居民对产能营养素、维生素和矿物质等物质的需要量有所增加。因此，高原地区居民更要坚持食物多样，做到品种多样、形式多样、颜色多样、口味多样。

二、平均每日摄入 12 种以上食物，每周摄入 25 种以上食物，合理搭配

只有一日三餐的食物多样，才能达到平衡膳食。按照一日三餐分配食物品种数，可以早餐摄入 3~5 种，午餐摄入 4~6 种，晚餐摄入 4~5 种，加上坚果等零食 1~2 种。平均每日谷薯和杂豆类食物共摄入 3 种，蔬菜水果类共摄入 4 种，畜禽鱼蛋类共摄入 3 种，奶、大豆和坚果类共摄入 2 种，即可满足一天 12 种以上食物的摄入需求。如果每周摄入 25 种食物，则可基本涵盖膳食宝塔中每一层所包含的食物种类，也就保证了人体必需的绝大多数营养物质的摄入（表2-1）。

表 2-1　建议摄入的主要食物种类数

食物类别	平均每日摄入的种类数（种）	每周至少摄入的种类数（种）
谷类、薯类、杂豆类	3	5
蔬菜、水果	4	10
畜、禽、鱼、蛋	3	5
奶、大豆、坚果	2	5
合计	12	25

三、每日摄入谷类食物 220~330 g，薯类 55~110 g

在食物多样的基础上，坚持以谷类为主，合理搭配。这不仅体现了高原地区膳食结构的特点，也能满足平衡膳食模式要求。谷类含有丰富的碳水化合物，是最经济的膳食能量来源，也是 B 族维生素、矿物质、蛋白质和膳食纤维的重要来源，在保障生长发育、维持人体健康等方面发挥着重要作用。《中国居民膳食指南（2022）》建议成人每日摄入谷类 200~300 g，其中全谷物和杂豆类 50~150 g；每日摄入薯类 50~100 g。结合高原环境对当地居民食物消化吸收、营养素代谢、营养素需要的影响，为维持高原地区居民营养和健康状况，建议高原地区居民能量摄入相对其他地区高出 10%，每日摄入谷类食物 220~330 g，薯类 55~110 g。

四、坚持以青稞等谷类为主的膳食模式

青稞是一种高原谷类植物，又称米麦、元麦、裸大麦，耐寒性强，生长期短，高产、早熟，是高原高寒农业地区的主要粮食作物。综合青稞、小麦以及大米的各类营养素含量来看，青稞的营养价值高于后两者，主要表现在：①膳食纤维含量较高，升糖指数低于小麦和大米，利于糖尿病患者的血糖控制，同时有益于肠道健康，预防便秘；②B 族维生素含量较高，特别是维生素 B_1 的含量丰富，对脚气病、各类神经炎等有预防和缓解作用；③矿物质含量更为丰富，钾含量高达 644 mg/100 g，铁含量高达 41 mg/100 g，钙含量高达 113 mg/100 g。

> **小贴士**
>
> 黑糌粑由黑青稞炒熟后磨成粉状制成，是西藏传统特色食品。黑糌粑营养丰富，风味独特。黑糌粑主要分布于西藏山南市隆子县、措美县，西藏日喀则市谢通门县及西藏拉萨市堆龙德庆区古荣镇等。黑糌粑中含有水溶性花青素等多酚类物质，以及超氧化物歧化酶等抗氧化、去除自由基的活性物质。

糌粑作为高原地区居民的一种传统主食，具有较高的营养价值。糌粑是将青稞、豌豆等原料经过除杂、清洗、晾干、翻炒、磨粉等工艺制成的食物，佐以酥油、茶水、奶茶、酸奶、奶渣、盐、糖等，捏成团状食用。糌粑中碳水化合物和脂肪含量丰富，具有良好的供能作用。此外，糌粑还富含膳食纤维、氨基酸、类黄酮及钾、钙、钠等物质，适量食用有益健康。

全谷物是指未经精细化加工，或虽经处理但仍保留了完整谷粒所具备的胚乳、胚芽、麸皮及其天然营养成分的谷物，如糙米、燕麦、荞麦等。全谷物比精加工的米面等保留了更多的 B 族维生素、膳食纤维及矿物质，每日适量食用有益于保持健康体重，维护肠道健康。

事实依据

- 高原地区居民米面及其制品摄入量低于其他地区居民摄入量，且近年来呈下降趋势。
- 高原地区居民薯类及除米面外其他谷类的摄入量高于其他地区居民摄入量，且近年来呈增长趋势。
- 随着海拔的升高，糌粑每日人均摄入量呈上升趋势，海拔 4500 m 及以上地区的居民糌粑每日人均摄入量最高。
- 增加全谷物摄入可降低心血管疾病、2 型糖尿病、结直肠癌等疾病的发生风险，并可减少全因死亡。
- 增加燕麦、荞麦等全谷物的摄入量有助于维持健康体重，延缓体重增长并起到改善血脂水平的作用。
- 增加薯类摄入量可降低大便干硬、排便困难的发生率。
- 过多摄入油炸薯片和薯条可增加肥胖的发生风险。

科普链接

高原地区的"特色"主食——青稞

青稞、黄稞，仁露于外，川、陕、滇、黔多种之。味咸，可酿糟吊酒，形同大麦，皮薄面脆，西南人倚为正食。

——《脉药联珠药性考》

青稞作为大麦的一种特殊类型，其营养成分较水稻、小麦、玉米为高，是食用、饲用、酿造及药用兼用的作物。由于其耐寒性强，生长期短，高产、早熟，适应性强，非常适宜生长在高原的清凉气候环境中。因此，青稞主要种植于中国西北、西南地区，是高原地区居民主要的食物来源之一。

在粮食作物中，青稞具有高膳食纤维、低脂肪、低糖等特点。其蛋白质含量接近水稻和玉米，必需氨基酸组成齐全，各种氨基酸配比合理，是一种优质的植物蛋白质资源。同时，青稞富含 β- 葡聚糖、γ- 氨基丁酸、阿拉伯木糖醇、麦绿素、黄酮和酚类等功能性物质。食用青稞有利于预防糖尿病和心脑血管疾病，并在抗氧化、抗衰老、抗癌和提高免疫力等方面发挥一定作用。另外，青稞富含 B 族维生素、维生素 C 及各种矿物质，如钙、磷、铁、铜、锌、锰、硒。因此，经常食用以青稞为原料加工成的食品，对补充机体每日必需氨基酸有重要意义。

在由青稞制作而成的美食中，最为人们所熟知的是糌粑和青稞酒。藏族歌谣里唱道："人间有了青稞粮，日子过得真甜美；一日三餐不愁吃，顿顿还有青稞酒。人人感谢云雀鸟，万众珍爱青稞粒。"

糌粑——用青稞磨制而成，是藏族人民的主食。糌粑的制作方法十分简单：将青稞洗净、晾干、炒熟并磨成粉，再加上酥油茶、奶渣、糖等搅拌均匀，用手捏成团就成了糌粑。糌粑便于食用，营养丰富、热量高，很适合果腹御寒，还便于携带和储藏。

青稞酒——藏语称为"羌"，有高度酒和低度酒之分。制作方法是先将青稞洗净、晒干，然后煮熟，待温度稍降便加上酒曲，用陶罐或木桶装好封闭，让其发酵起酒，两三天后加入清水，再次封盖好，隔两天左右便成青稞酒。酿造纯正的青稞酒颜色暗黄，酒体稠润，清香醇厚，绵甜爽净。

藏面——是藏区本地发明且历史悠久的经典面食。藏面又叫"碱面"，在制作面条时掺以大量碱面和制而成。其口感奇特：高原小麦粉在碱灰的中和之下，酸性减弱，绵软感增加，使面的口感不硬，易消化。在制作过程中，面要揉精扯细，煮熟后过清水，涂上香油或烧好的清油，然后晾干待用。汤底更为奇妙，乃是藏面的精髓。汤头必须是高原独有的牦牛骨头或藏香猪骨慢火熬制而成，辅以肥瘦相宜的牦牛肉丁，佐以少许葱花儿，味鲜且营养丰富。

随着食品加工技术的不断提升，出现了以青稞粉代替部分小麦粉制成的饼干、馒头、面条、面包、麻花和蛋糕等食品；同时，青稞麦片和青稞饮料等产品也相继问世。

杂粮的重要性

人们常说"五谷杂粮"，其中五谷说的就是水稻、小麦、玉米、大豆和薯类，而杂粮（也称粗杂粮）则是指五大作物以外的粮谷类作物。其中谷类杂粮主要包括高粱、燕麦、小米、藜麦、荞麦等，豆类杂粮主要包括绿豆、小豆、芸豆、豌豆、鹰嘴豆、扁豆等。相对于我们平时经常吃的精米和精面，杂粮在食用的时候都尽可能地保持了食物的原始状态，这就使杂粮在食用时营养成分损失较少。与精加工的粮食相比，杂粮的蛋白质、不溶性膳食纤维、B族维生素和钙、镁、铁等矿物质含量更丰富，营养价值更高。此外，用粗杂粮代替部分细粮有助于糖尿病患者控制血糖。研究表明，进食粗杂粮后的餐后血糖变化一般小于进食小麦和普通稻米，可减少24小时内血糖波动，降低空腹血糖，减少胰岛素分泌，利于糖尿病患者的血糖控制。

细粮与粗粮

粗粮与细粮是根据加工过程相对而言的。所谓细粮，一般指的是经过深加工的食品。以大米的加工举例，需要将加工原料——稻谷经过清洗、脱壳、研磨等工序进行精细化处理后，才能上市销售，成为我们餐桌上的食物。而在加工的过程中，富含B族维生素和膳食纤维的米糠和米胚部分大量流失。有的大米产品还会经过进一步的抛光处理，从而使其营养价值进一步降低。而粗粮的加工过程较少，有很多是以原始状态直接被我们食用的。因此，粗粮的营养损失相对较少，是我们人体所需营养物质的良好来源。

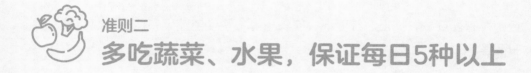

准则二

多吃蔬菜、水果，保证每日5种以上

蔬菜和水果是维生素、矿物质、膳食纤维和植物化学物的重要来源，是平衡膳食的重要组成部分。但高原地区居民新鲜蔬菜和水果的摄入量严重不足，应餐餐有蔬菜、天天吃水果。建议每日蔬菜摄入不少于 300 g，其中深色蔬菜应占一半；水果摄入不少于 200 g，果汁不能替代鲜果；每日食用 5 种以上蔬菜和水果，不能互相替代。高原地区紫外线强，提倡多食菠菜、西红柿、橙子等富含维生素 C、维生素 E 的蔬菜和水果。

核心推荐

一、餐餐有蔬菜，保证每日摄入不少于 300 g 的新鲜蔬菜，其中深色蔬菜应占一半

（一）餐餐有蔬菜，深色蔬菜占一半

对于大多数人来说，遵循健康的膳食模式需要增加蔬菜的总摄入量，并随着时间的推移增加摄入蔬菜的种类数。蔬菜可以作为多种混合菜肴的一部分。增加蔬菜摄入量的方法包括餐餐吃蔬菜，增加混合菜肴中蔬菜的含量，以及将新鲜水果和生蔬菜作为零食食用。

我们日常吃得比较多的是浅色蔬菜，例如豆角、生菜等，其实深色蔬菜也应该多吃一些，最好可以让浅色蔬菜和深色蔬菜的食用比例为 1：1，也就是二者各占蔬菜摄入量的一半。深色蔬菜是指深绿色、红色、橘红色、紫红色等颜色的蔬菜。常见的深绿色蔬菜有菠菜、油菜、芹菜叶、西兰花、韭菜等，红色和橘红

色蔬菜有西红柿、南瓜、红萝卜、红辣椒等，紫红色蔬菜有茄子、红苋菜、紫甘蓝等。

> **小贴士** 🔔 西红柿富含番茄红素和维生素 C 等营养物质，具有良好的防晒作用。番茄红素具有较强的抗氧化能力，能有效保护细胞 DNA 免受自由基损害，促进细胞的生长和再生，维护皮肤健康。相关研究表明，每人每日摄入 16 mg 番茄红素可将晒伤的危险系数下降 40%。同时，维生素 C 能中断黑色素生成的过程，降低被晒黑的可能。

（二）保证每日摄入不少于 300 g 的新鲜蔬菜

从均衡营养角度考虑，建议每人每日吃 300～500 g 蔬菜。蔬菜是膳食结构中不可或缺的一部分，是人体获取维生素、微量元素以及膳食纤维的重要途径。正常情况下，每人每日摄入 300～500 g 的蔬菜就可以满足基本需求，过多或者过少都不利于健康。如果蔬菜摄入过多，可能会导致膳食纤维摄入过多，容易增加消化负担，导致腹胀。另外，还可能影响其他营养物质的摄入，导致营养不均衡。如果蔬菜摄入过少，则会使维生素、膳食纤维补充不足，容易使抵抗力下降，还可能使肠道蠕动减慢，发生便秘现象。

二、天天吃水果，保证每日摄入不少于 200 g 的新鲜水果，果汁不能代替鲜果

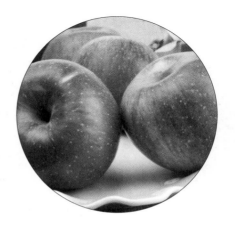

水果是平时比较常见的一种食物，种类比较丰富，如苹果、香蕉、葡萄、西瓜等，适量食用可补充身体所需的营养成分，增强抵抗力。但每日摄入过多的水果会增加胃肠道负担，导致高血糖人群病情加重。每日

摄入过少会引起机体维生素、矿物质、膳食纤维的缺乏。建议每人每日应摄入 200～350 g 新鲜水果，果汁不能代替新鲜水果。

三、每日食用 5 种以上蔬菜和水果，两者不能互相替代

（一）每日食用 5 种以上蔬菜和水果

世界卫生组织报告中提出，蔬菜和水果摄入量过少是全球十大死亡高危因素之一。《中国居民膳食指南（2022）》建议每日蔬菜摄入不少于 300 g，水果摄入不少于 200 g。建议高原地区居民每日购买 3 种以上的蔬菜，家里还应常备 2 种以上的水果，餐餐吃蔬菜，天天吃水果，每日食用蔬菜和水果共 5 种以上，总重量不少于 500 g。

（二）蔬菜和水果不能互相替代

蔬菜种类远多于水果，其中深色蔬菜的维生素、矿物质、膳食纤维和植物化学物含量高于水果，故水果不能代替蔬菜。水果中碳水化合物、有机酸、芳香物质比新鲜蔬菜多，且水果食用前不用加热，其营养成分不受烹调因素影响，故蔬菜也不能代替水果。蔬菜和水果虽有相似的营养特点，但具体到每一种蔬菜、水果，其营养成分含量并不完全相同。例如，叶酸作为一种水溶性维生素，是胎儿发育必不可少的营养素，水果和蔬菜中都会含有叶酸，但绿叶蔬菜中的叶酸含量要高于水果。此外，一些生物活性成分的含量也有差别，比如在石榴、葡萄、草莓、蔓越莓中，含有丰富的多酚物质，具有抗氧化、抗炎症、抗肿瘤的作用，而蔬菜中含量较少。

小贴士

蔬菜、水果巧食用

◇ 购买要"鲜"

蔬菜和水果一定要选择新鲜的，这样的蔬菜和水果水分含量高、营养丰富、味道清新。购买之后应尽快吃完，不要长时间放在冰箱中，避免因长时间存放造成大量营养素流失。

◇ 加工要"少"

蔬菜和水果中的营养成分容易流失，所以食用前一定要少加工。比如水果不要榨成果汁；西红柿、黄瓜等蔬菜，能生吃的就生吃；一些绿叶蔬菜要先洗后切，急火快炒，炒好即食，不要长时间煮、炖。

◇ 食用带"皮"

很多人在吃水果和蔬菜时习惯削皮，其实很多蔬果的营养都存留在果皮里，比如茄子皮中就含有丰富的花青素，具有很好的抗衰老、抗氧化作用。

四、提倡多食富含维生素 C、维生素 E 的蔬菜和水果

高原地区空气稀薄，阳光缺少阻隔，紫外线辐射较强，易引起皮肤与眼睛损伤，要注意加强对皮肤和眼睛的防护。适量增加富含维生素 C 和维生素 E 等抗氧化物质的新鲜蔬菜和水果，如橙子、苹果、西兰花、菠菜、西红柿等的摄入，能有效抗击自由基产生的氧化损伤。高原地区气候干燥、空气稀薄，适合食用具有保湿、润肺、增强抵抗力功效的水果，如苹果、梨、葡萄、榴莲、橙子、柠檬等。

事实依据

- 高原地区居民新鲜蔬菜、水果的摄入量远低于其他地区居民，且近年来均呈下降趋势。

- 随着海拔的升高，居民新鲜蔬菜和水果摄入量均呈下降趋势。海拔 4500 m 以上地区的居民新鲜蔬菜和水果摄入严重不足。
- 增加蔬菜或水果摄入量可降低脑卒中、冠心病等心血管疾病发病风险和死亡风险。
- 增加蔬菜摄入量可降低癌症、糖尿病等慢性病的发病风险，并可延缓人体衰老。
- 蔬菜和水果联合摄入可降低肺癌、乳腺癌、心血管疾病发病风险和死亡风险。

📎 科普链接

蔬菜中的维生素 C 之王

有一种蔬菜的维生素 C 含量在蔬菜大家族里名列前茅，它就是辣椒。不同种类的辣椒，按维生素 C 含量从高到低排序为甜椒＞彩椒＞小红尖辣椒＞青尖椒，其中甜椒的维生素 C 含量相当于橙子的 4 倍、苹果的 43 倍。吃 100 g 甜椒或彩椒可分别满足成年人每日维生素 C 推荐摄入量的 130% 和 104%（表2-2）。

表2-2 常见辣椒维生素 C 含量

辣椒品种	维生素 C 含量（mg/100 g）
甜椒	130
彩椒	104
小红尖辣椒	86
青尖椒	59

不过，蔬菜在贮存、烹调和加工过程中，以及在碱性环境下，所含维生素 C 易于被破坏。所以甜椒、彩椒这类口味甘甜的辣椒可以洗干净后生吃，能避免烹调过程中的营养损失。将甜椒切成甜椒圈拌到凉菜里，在给菜色品相添彩的同

时，既能使人品尝到食物原本的清甜口味，又能保留更多的维生素 C，可谓"一箭三雕"。

辣椒还富含维生素 A，有助于增强免疫力，保护眼睛，促进肌肤的修复和再生。此外，青椒特有的味道和所含的辣椒素有刺激唾液和胃液分泌的作用，能增进食欲，帮助消化，促进肠蠕动，防止便秘。青椒还含有丰富的抗氧化物质，有助于降低炎症风险，维护心血管健康。

什么是深色蔬菜

"深色蔬菜"和"浅色蔬菜"是人们根据表观颜色对蔬菜进行分类的一种方法。浅色蔬菜一般指的是白菜、萝卜、花菜、莲藕等白色或浅绿色的蔬菜。而深色蔬菜则一般指的是深绿色、红色、橘黄色、紫色等颜色的蔬菜。虽然颜色不同，但是各种蔬菜都普遍含有丰富的维生素、矿物质和膳食纤维，对于满足人体营养所需、维持肠道功能正常、降低慢性疾病发生风险等都有着良好作用。不过研究数据表明，相比浅色蔬菜，深色蔬菜的营养价值要更高一些。例如深绿色蔬菜，如菠菜、西兰花、油菜等，富含叶酸和叶黄素；红色蔬菜，如西红柿、红椒等，富含番茄红素；黄色蔬菜，如胡萝卜、南瓜等，一般富含胡萝卜素；而紫色蔬菜，如紫甘蓝、紫洋葱等，则富含花青素。因此，我们日常在条件允许的情况下，应该更偏重于深色蔬菜的摄入。

每天应该吃多少水果

水果营养丰富，含有维生素、矿物质和膳食纤维等多种营养成分，对健康至关重要，是日常饮食中不可或缺的一部分。《中国居民膳食指南（2022）》指出，健康成年人每日摄入 200～350 g 水果比较适宜。一个中等大小的苹果去核后约 200 g，一个猕猴桃去皮后约 100 g，一根香蕉去皮后约 120 g。建议每日根据自己的需求和喜好，选择两三个品种合理搭配，使得营养互补，满足身体所需。无污染、无公害、无二次加工的新鲜、成熟和有机的水果是最佳选择。

什么时间吃水果比较好

吃水果的时间可选择在上午 10 时至 11 时、下午 4 时至 5 时以及晚餐时。在上午和下午的这段时间内，我们通常会感到疲倦或精神不集中。此时，吃些新鲜的水果可以提供能量，并改善注意力和专注力。例如，香蕉富含钾元素，有助于调节血压和提高思维能力；苹果富含抗氧化物质，有助于预防老年痴呆症等。晚餐适当进食水果可增加饱腹感而使人不感到饥饿，利于入眠和肝对脂肪发挥代谢功能。然而，水果含有天然糖分，摄入过多可能会导致血糖波动，并影响睡眠质量。因此，睡前应避免摄入太多水果，并在睡前至少 2 小时停止食用。

吃水果还是喝果汁

很多人对于喝果汁存在一定的误解，认为吃水果麻烦，喝果汁更方便且能够提供相同的营养素。其实，水果被榨成果汁后，营养价值会降低。榨汁后的水果残渣被丢弃，损失了大部分膳食纤维、维生素和矿物质。此外，榨汁时，由于破坏了水果的细胞壁，细胞内的糖分会游离到细胞外，变成游离糖。游离糖进入人体后，能够更快地被机体吸收。因此，喝果汁对血糖的影响更大，也更容易导致高血糖的发生。目前市面上的很多果汁都不是原榨果汁，而是果汁饮料（果汁含量在 10% 以上），其中添加了大量的糖以及其他食品添加剂。因此，从健康角度来说，更建议大家按以下顺序选择：完整水果 > 果泥 > 原榨果汁。

准则三
增加豆类和奶类的摄入，适量食用坚果

豆类和奶类是居民膳食结构中不可或缺的一部分，坚果也是平衡膳食的有益补充。高原地区特有的牦牛奶可为居民提供丰富的营养物质。高原地区居民豆类、奶类、坚果摄入量均低于推荐摄入量，建议居民每日摄入豆类 15～25 g，并搭配谷类食物共同食用；每日摄入 300 ml 以上的奶或相当量的奶制品；每周摄入坚果 50～70 g；遵循多样化原则选择豆类、奶类和坚果类食物。

核心推荐

一、坚持每日摄入豆类 15～25 g

调查结果显示，高原地区居民豆类长期摄入不足是导致某些微量营养素摄入不足的重要原因。豆制品由豆类经加工制成，包括豆腐、豆腐丝、豆腐干、豆浆、豆腐脑、腐竹等，可提高机体对蛋白质的消化吸收率。各种豆制品美味可口、促进食欲。

小贴士

为什么要吃熟的大豆

大豆中含有抗胰蛋白酶的因子，能抑制胰蛋白酶的消化作用，使大豆难以分解为人体可吸收利用的各种氨基酸。经过加热煮熟后，这种因子即被破坏，消化率随之提高。所以，大豆及其制品须经充分加热煮熟后再食用。

此外，整粒熟大豆的蛋白质消化率仅为 65%，但加工成豆浆后可达83%，制成豆腐后可提高到 92%～95%。

豆类富含膳食纤维、B 族维生素、钙、铁、钾、镁等，可作为健康主食的补充或精制谷物的替代品。建议膳食中常有豆类，每日摄入豆类 15～25 g。

二、豆类与谷类食物合理搭配

豆类蛋白质含有较多的赖氨酸，与谷类食物搭配食用，可较好地发挥蛋白质的互补作用，提高谷类蛋白质的利用率。各种豆类还是烹制主食的好搭档，八宝粥、五谷豆浆、杂粮馒头等均是营养价值高的佐餐伙伴，因此豆类食物宜与谷类食物搭配食用。

三、坚持每日饮奶 300 ml 以上或摄入相当量的奶制品

每日摄入相当于 300 ml 的液态奶并不难，例如早餐饮用一杯牛奶（250 ml），午餐加一杯酸奶（100 ml）即可。儿童应该从小养成饮用牛奶和酸奶的习惯，高原地区居民平时也可以把奶渣当成小零食来食用。每日摄入 300 ml 以上的牛奶、牦牛奶或相当量的奶制品，可增加机体钙、优质蛋白质和微量营养素的摄入。

小贴士

乳饮料不属于奶制品

◇ 按照国家相关规定，纯牛乳、纯酸牛乳的蛋白质含量不得低于 2.9%。

◇ 调味牛乳、调味酸牛乳和果料酸牛乳中蛋白质含量不得低于 2.3%。

◇ 配制型含乳饮料和发酵型含乳饮料（如乳酸菌乳饮料）的蛋白质含量不得低于 1%。

◇ 乳酸菌饮料的蛋白质含量不得低于 0.7%。

由此可见，奶制品和乳饮料在重要物质蛋白质含量方面有很大差异，乳饮料不属于奶制品。

四、适量食用坚果，平均每日 10 g，每周 50～70 g

适量摄入坚果可补充一定的营养物质，对身体有一定的好处。坚果中还含有一定的脂肪，适量摄入可为身体代谢提供热量。此外，坚果中还含有大量的不饱和脂肪酸和氨基酸，是脑细胞健康发育的必需营养物质。

每种食物摄入过量都有弊端，坚果也不例外。因其油脂含量丰富，摄入过量可能会加重胃肠道的负担，出现腹胀、消化不良等症状，也可能会导致肥胖，甚至会增加高胆固醇血症、高脂血症等疾病的发病风险。推荐一般人群平均每日摄入坚果 10 g 左右，每周 50～70 g；对于肥胖、高血脂等慢性病人群，建议严格控制坚果的摄入。

五、豆类、奶类及坚果的选择应遵循多样化原则

不同种类的豆制品营养价值略有不同。每周可将豆腐、豆干、豆皮、豆浆等制品轮换食用，既变换口味，又能满足营养需求。

高原地区奶类及奶制品种类丰富、可及性强，包括牛奶、羊奶、酸奶、奶粉、奶酪、奶渣、奶皮等。奶粉和奶酪等容易储存，运输不便的地区可以冲调奶粉饮用或直接食用奶酪。酸奶对乳糖不耐受者和便秘者比较友好。因此，对于乳糖不耐受者，建议改为饮用酸奶。高原地区居民可适当增加酸奶、奶酪、奶粉等奶制品的摄入，丰富饮食多样性。

坚果种类繁多，包括核桃、杏仁、腰果、开心果、巴西坚果等，建议多样化选择不同种类的坚果，以获取不同种类的营养成分。许多坚果厂家为了增加口味，加工时添加了盐或香精、糖精，不利于健康，因此尽量不要选择经过调味和油炸的坚果。

📑 事实依据

- 高原地区居民豆类、坚果的摄入量均低于其他地区居民摄入量。

- 增加大豆及其制品的摄入可降低心血管疾病、乳腺癌等的发生风险。
- 适量摄入坚果可有效降低血脂水平和心血管疾病的发病风险，降低全因死亡率。
- 高原地区居民奶类摄入量有所增加，但仍低于每日推荐摄入量。
- 摄入牛奶及奶制品可增加儿童青少年的骨密度，促进生长发育。
- 高原地区特有的牦牛奶蛋白质、脂肪、矿物质等营养物质含量丰富，其营养价值以及润肠通便的能力高于普通牛奶。
- 坚持每日摄入牛奶可降低心脑血管疾病、代谢综合征、直肠癌等慢性病的发生风险。

🔗 科普链接

牦牛奶到底好不好

一般来说，乳品的营养主要来自于乳蛋白、乳脂肪和乳糖。乳蛋白富含必需氨基酸，能维持人体健康；乳脂肪能提供能量，并促进乳中脂溶性维生素的吸收；乳糖可促进钙等矿物质的吸收。此外，牛奶中的钙是构成骨骼和牙齿的重要成分。

牦牛奶含有人体所需的 18 种氨基酸、共轭亚油酸、α- 亚麻酸、花生四烯酸、生物素（维生素 H）等营养成分，其中 8 种人体内不能合成的必需氨基酸俱全。在最核心的蛋白质成分上，有研究对 10 个不同品种的牦牛奶蛋白质含量进行检测，发现不同品种牦牛奶中蛋白质含量范围为 4.71%～5.73%。另一项研究对中国四川省麦洼地区的 24 个牦牛奶样品的蛋白质含量进行了分析，结果显示牦牛奶总蛋白质含量为每 100 ml 4.6～5.8 g。而普通牛奶中蛋白质含量通常为 2.8%～3.3%。

在乳脂肪含量方面，牦牛奶比普通牛奶更优越。一些研究数据显示，甘南牦牛、天祝白牦牛、九龙牦牛、西藏牦牛 4 个品种的牦牛所产奶的脂肪含量分别为 6.67%、5.52%、5.91%、7.14%，均比普通牛奶（脂肪含量约为 3%～4%）高。有研究测定分析了四川省红原县龙日镇种畜场处于泌乳中期的 8 个全奶牦牛奶样和 5 个半奶牦牛奶样中脂肪酸的组成，发现与普通牛奶相比，牦牛奶中含更高比例的不饱和脂肪酸，以及较高含量的共轭亚油酸（CLA），后者是普通牛奶所没有的。

乳制品是补充钙质的优先来源，其中的乳钙在人体胃肠道中有更高的吸收效率。牦牛奶中的天然乳钙含量比普通牛奶更高，每 100 g 牦牛奶粉中就有1100 mg 的天然乳钙，其中的钙磷比约为 2：1，接近理想膳食中的钙磷比，更适合人体吸收。微量元素中，牦牛奶中所含的铁是一般牛奶的 9.8 倍，锌含量是一般牛奶的 3 倍。

看营养标签，辨别"奶"与"含乳饮料"

我们可以通过营养成分表中的蛋白质含量这项指标，轻松地判断一个含乳制品是"奶"还是"含乳饮料"。在《食品安全国家标准：灭菌乳》（GB 25190—2010）中规定，牛乳的蛋白质含量 ≥ 2.9 g/100 g，羊乳的蛋白质含量 ≥ 2.8 g/100 g；也就是说，只有这样的产品才能称为"奶"。而在《含乳饮料》（GB/T 21732—2008）中则对"含乳饮料"的蛋白质含量做了如下规定：配制型含乳饮料，蛋白质含量 ≥ 1.0 g/100 g；发酵型含乳饮料，蛋白质含量 ≥ 1.0 g/100 g；乳酸菌饮料，蛋白质含量 ≥ 0.7 g/100 g。所以，我们在购买"奶"时，一定要仔细阅读营养成分表，科学辨别"奶"与"含乳饮料"。

核桃的营养价值

核桃属于坚果范畴，因此具有坚果类食物的共同属性，如含有丰富的蛋白质、脂肪酸和碳水化合物。另外，核桃还含有丰富的维生素（B 族维生素、维生素 E 等）、矿物质（磷、钙、锌、铁）和膳食纤维等。核桃所含有的脂肪酸以不饱和脂肪酸为主，包括单不饱和脂肪酸、多不饱和脂肪酸，其中亚麻酸、亚油酸等是人体的必需脂肪酸，在人体许多的生理活动中起着重要的作用。研究表明，核桃中所含有的多不饱和脂肪酸能够降低人体内胆固醇的水平，有益于心血管健康。同时，核桃中所含的某些多不饱和脂肪酸还是大脑组织细胞代谢的参与者，因此食用核桃还有一定的补脑益智作用。另外，核桃中其他营养成分的含量也较高，并且对于在高原生活的人群，核桃也是比较容易获得的坚果之一。因此，吃核桃可以说是一个"性价比"很高的选择。

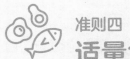

准则四

适量食用蛋类、禽肉、畜肉、鱼类，总量每日不超过220 g

蛋类、禽肉、畜肉及鱼类是膳食结构的重要组成部分，含丰富的脂肪、蛋白质、矿物质和维生素。高原地区居民对动物性食品的需求量较大，但目前蛋类、禽肉、畜肉及鱼类的摄入比例不均衡，膳食结构有待进一步优化。推荐高原地区居民适量摄入蛋禽畜鱼，日均摄入量不超过 220 g；优先选择新鲜的鱼类和畜禽肉，如以牦牛肉为代表的瘦肉，少吃肥肉、烟熏和腌制肉；不弃蛋黄，保证每日摄入 1 个完整鸡蛋；烹调方式多选用低温烹调，少采用油炸煎烤。

⊗ 核心推荐

一、适量摄入蛋禽畜鱼，日均摄入量不超过 220 g

蛋类、禽肉、畜肉和鱼类可为机体提供优质蛋白质和多种微量营养素，但部分食物含有较多的饱和脂肪酸和胆固醇，摄入过多不利于身体健康。平均每日摄入量不应超过 220 g。

二、优先选择白肉及瘦肉，减少肥肉、烟熏和腌制肉的摄入

白肉脂肪中不饱和脂肪酸含量高，特别是鱼类，可有效预防心血管疾病和血脂异常。因此，可优先选择鱼类，推荐每周摄入量为 300～500 g，清蒸可最大限度保留食物营养。瘦肉可为人体提供铁等必需的微量元素及蛋白质，可适量摄入。

牦牛肉脂肪含量较低，如藏北牦牛肉脂肪含量为 3.12%。原因在于高原地区常常出现冬春季牧草短缺的情况，不能满足牦牛的进食需求，所以脂肪沉积相对偏少。但牦牛肉中脂肪酸组成比例适宜，含量较高，因此推荐高原地区居民优先选择牦牛肉。

肥牛、肥羊、五花肉等肥肉脂肪含量较高，且多为饱和脂肪酸，不宜过多食用。此外，世界卫生组织研究表明，培根、火腿、咸肉、腊肉等加工肉制品食用过多会增加结直肠癌、前列腺癌、胰腺癌等癌症发病风险，应减少加工肉类食物的摄入。

小贴士

加工肉制品食用方法：先在开水里煮一下再沥干，以减少盐分，然后再烹饪，并和新鲜蔬菜搭配食用。

小贴士

何为"白肉"

生活中大众认为白肉是肥肉，而营养学中白肉指肌肉纤维细腻、脂肪含量较低的肉类，包括禽类（鸡、鸭、鹅、火鸡等）、鱼、爬行动物、两栖动物、甲壳类动物（虾、蟹等）或双壳类动物（牡蛎、蛤蜊）等。虽然三文鱼是红色的，也不能算作红肉。

烹饪好后食物的颜色不能作为判断是否为红肉或白肉的标准。例如猪肉虽在烹饪时变为白色，但仍然是红肉；煮熟的虾、蟹等是红色的，但仍算作白肉。

三、保证每日摄入 1 个鸡蛋

鸡蛋营养丰富，富含优质蛋白质以及多种维生素和矿物质等。蛋黄是蛋类维生素和矿物质的主要集中部位，并且富含磷脂和胆碱。对一般人群而言，摄入完整鸡蛋对健康更有益，建议吃鸡蛋不弃蛋黄。

小贴士 人体内胆固醇有两个来源：一是内源性，在肝中合成，每日约有 1000 mg，是人体内胆固醇的主要来源，约占 70%；另一个是外源性，从食物中获得，主要来自肉类（包括内脏）和奶油。

四、多低温烹调，少油炸煎烤

采取煎、炸、烤的烹调方式时，油温会达到 180～300 ℃。高温不仅破坏营养素，还会产生有害物质，如烧烤、煎炸肉类时，食物易受多环芳烃类和甲醛等多种有害物质的污染，过多摄入可增加某些肿瘤的发生风险。因此，建议烹调时，采用蒸、煮等低温方式，少吃或不吃油炸煎烤食物。

事实依据

- 高原地区居民蛋类摄入量较低，随海拔升高每日人均摄入量呈下降趋势。
- 摄入鸡蛋可有效改善机体血脂代谢及大脑功能，对视力及肝有保护作用。
- 高原地区居民禽肉及鱼虾贝类食物摄入量均远低于其他地区居民。
- 适量摄入鱼类可降低成年人全因死亡风险，降低脑卒中、痴呆等认知功能障碍的发病风险。
- 高原地区居民畜肉摄入量远高于其他地区居民，且近年来红肉摄入超标率呈上升趋势。
- 适量摄入畜肉可改善贫血症状，但摄入过量易增加 2 型糖尿病、肥胖等慢性病的发病风险。
- 过多摄入烟熏食品可增加胃癌、食管癌的发病风险。
- 采取煎、炸、烤的烹调方式时，高温会破坏营养素，产生有害物质。过多摄入油炸煎烤食物可增加某些肿瘤的发生风险。

鸡蛋一天吃几个最健康

争议较多的问题是：鸡蛋吃多了会不会导致高胆固醇、高甘油三酯？

日常饮食中影响血脂水平的两个主要危害因素是饱和脂肪酸和反式脂肪酸。鸡蛋中的脂肪含量的确不低，但饱和脂肪酸的含量并不高，而且还有对调节血脂水平有利的卵磷脂。另外，人体内胆固醇70%左右都由自身合成，从食物中摄入的胆固醇只占很少一部分。而且，正常人体对胆固醇水平有着相对智能的调节机制，一旦摄入胆固醇增加，则体内合成的胆固醇会适当减少。也就是说，即便鸡蛋的胆固醇含量高，只要人体血脂代谢能力正常，吃下去的这点胆固醇并不会影响血脂。

此外，一项大型研究表明，每日吃1个鸡蛋有助于降低心血管疾病发病和死亡的风险。另一项研究也表明，每日摄入3个以内的鸡蛋有利于降低健康年轻人低密度脂蛋白（"坏"胆固醇）水平，对血脂健康有益。

因此，建议正常成年人每日吃1个鸡蛋（包括蛋黄）；对于孕期、哺乳期女性，青春期学生，健身增肌和大病初愈、处于恢复期的人士，建议一天最多吃3个鸡蛋。此外，对于高血脂人群，要注意控制脂肪总摄入量，建议吃鸡蛋一天不超过1个，一周不超过5个。对于有肥胖问题的人群来说，需要控制饮食热量和脂肪的摄入量。尽管鸡蛋的脂肪组成中饱和脂肪不算太多，但依然不建议吃太多。一项大型人群研究表明，若每周吃鸡蛋大于6个，肥胖人群的全因死亡率会显著增加。最后，除了关注吃鸡蛋的量，记得同时要注意鸡蛋的烹饪方式（尽量采用蒸煮等方式加工鸡蛋，避免煎炸蛋），以及饮食整体搭配是否合理。

牦牛肉的特点

牦牛在我国主要分布在青藏高原海拔3000 m以上的地区，属于半野生半原始珍稀动物，与北极熊、南极企鹅并称为"世界三大高寒动物"。野生牦牛最早在青藏高原上被人类驯化，几千年来同藏族等高原地区居民相伴生活，同时牦牛肉也已经成为高原地区居民重要的食物来源之一。

　　牦牛肉肉质细嫩、味道鲜美，脂肪含量较低，是食物中蛋白质的良好来源。同时，牦牛肉还富含多种营养素，如胡萝卜素、铁、钙、磷等。其中，铁元素对血红蛋白的生成和维持红细胞的正常功能起着至关重要的作用。我们都知道，在高原低氧地区，机体对血液携氧能力的要求相比较低海拔地区要高出很多。充足的铁元素供应可以有效避免缺铁性贫血的发生，保证高原地区居民身体的正常生理活动。

　　牦牛肉与普通牛肉的区别

　　1. 颜色不同：牦牛肉的外观颜色为深红色，颜色较深，脂肪部分较少并且呈白色或乳黄色；如果仔细观察它的肉质纹理，会发现纹理比较粗糙。普通牛肉的外观颜色为鲜红色，比牦牛肉浅一些，脂肪部分要比牦牛肉多，肉质纹理看上去也比牦牛肉细腻。

　　2. 口感不同：牦牛肉的脂肪较少，肌肉纤维较长且粗，味道鲜美，非常具有"野味"特色，比较有嚼劲。而普通牛肉味道一般，肉质没有牦牛肉紧实，而且黄牛肉是一种高热量、高脂肪的食物，吃多了容易发胖。

　　3. 营养价值不同：从健康角度来说，牦牛肉是绿色、有机、纯净、无污染的食物。牦牛肉具有极高的营养价值，其富含蛋白质、胡萝卜素、钙、磷等营养素，脂肪含量特别低，对增强人体抗病能力、细胞活力和器官功能均有显著作用。牦牛肉的具体优点如下：

　　（1）蛋白质含量高：牦牛肉蛋白质含量为 23.1%，是人们经常食用的畜肉类食物当中蛋白质含量最高的一种肉，并且由于球蛋白含量高，易被人体吸收，其营养价值极高。

　　（2）脂肪含量低：牦牛肉脂肪含量仅为 1.4%。

　　（3）氨基酸构成恰当：牦牛肉较普通黄牛肉氨基酸的构成更恰当，更有利于人体的消化吸收。

"红肉"和"白肉"的特点

　　肉是人体优质的蛋白质来源之一。之所以有"红肉"和"白肉"的说法，主要是因为其观感上存在差异。"红肉"因颜色发红而得名，而"白肉"则因颜色发白而得名。"红肉"一般是指猪、牛、羊肉，而"白肉"主要指的是禽肉和鱼肉。"红肉"的肌肉纤维较粗，富含肌红蛋白、铁、B族维生素、维生素A和维生素D，但同时其饱和脂肪酸的含量也较高。相比"红肉"而言，"白肉"的肌肉纤维较细，脂肪含量较低。另外，鱼肉和贝类等还富含二十碳五烯酸（EPA）、二十二碳六烯酸（DHA）等人体必需脂肪酸，而这些是在"红肉"中所没有的。

準则五

减少盐、油和糖的摄入

　　盐、油和糖是居民日常饮食中最离不开的调料，同样也与居民健康息息相关。受高原特殊的环境因素和饮食习惯影响，高原地区居民盐、油和糖的摄入量普遍较高。高原地区居民应提升"三减"意识，即"减盐、减油、减糖"，减少酥油茶、清茶（砖茶）及菜肴烹调中食盐的使用量，逐渐做到量化用盐；减少烹调油摄入量，每日摄入量控制在 25～30 g，合理选择烹调油；减少甜茶及菜肴烹调中糖的使用，每日摄入添加糖不超过 50 g，不喝或少喝含糖饮料；少食或不食反式脂肪酸含量较高的食物；培养清淡饮食习惯，减少高盐、高糖、高油 / 高脂食物摄入。

核心推荐

一、减少酥油茶、清茶（砖茶）及菜肴中食盐的使用量，逐渐做到量化用盐

　　高原地区居民食盐摄入量普遍较多，这主要与当地居民喜欢饮酥油茶和清茶有关。酥油茶是一种以酥油、砖茶、盐为主料制作的饮品，含有蛋白质、鞣酸等营养成分，具有御寒、生津止渴、补充能量等功效。此茶是高原居民生活的必备饮品，但特定的生活习惯在潜移默化中逐渐增加了高原地区居民的食盐摄入量，使饮用酥油茶成为高原地区居民高血压的重要危险因素。并且有研究表明，每日饮用酥油茶的量与高血压发生率呈正相关。因此，建议在当前高原地区居民的饮食基础上适当减少食盐的摄入量。

　　建议培养清淡口味习惯，减少酥油茶、清茶（砖茶）及菜肴烹制中食盐的使

用量，循序渐进，逐渐做到量化用盐，从而使高原地区居民食盐用量的平均水平逐渐接近《中国居民膳食指南（2022）》的推荐摄入量。

> **小贴士**
>
> **"隐形盐"危害大**
>
> "隐形盐"指高盐食品中看不见的盐（钠）。例如话梅等常见食品虽然口感不咸，但实际含盐（钠）量很高。常见的"隐形盐"主要见于调味品和加工食品，如酱油、咸菜、酱豆腐、味精、果脯蜜饯等。

二、减少甜茶及菜肴中糖的使用，每日摄入添加糖不超过 50 g

藏式甜茶是同酥油茶一样广受高原地区居民欢迎的茶品，主要成分为红茶、全脂甜奶粉或甜茶粉、白砂糖，味道香甜，能为人体提供较多能量。随着藏式甜茶逐渐商品化，其中添加糖含量日趋增加，长期饮用会有添加糖摄入过量的风险。有研究表明，高原地区居民糖的摄入量远高于低海拔地区居民的摄入量。

添加糖是指人工加入食品中的糖类，属于纯能量物质，具有甜味特征，包括单糖和双糖，常见的有蔗糖、果糖等。含有添加糖的常见食品有含糖饮料、糕点、饼干、糖果等。过多摄入含有添加糖的食品可增加龋齿、肥胖等疾病的发生风险。建议减少甜茶中糖的使用量，控制添加糖含量较高的食物和饮料的摄入，每日摄入添加糖不超过 50 g。

三、不喝或少喝含糖饮料

含糖饮料指在制作饮料的过程中人工添加糖，且含糖量在 5% 以上的饮料。对于儿童青少年人群，含糖饮料等饮品是其摄入添加糖的重要途径。多数含糖饮料中的糖含量为 8%～11%，有的可达 13% 以上；还有调查显示，某些现制现售的奶茶糖含量为 15%～25%。由于含糖饮料饮用量大，人体很容易摄入过多的糖，导致口味变重并增加超重、肥胖的发生风险。

四、减少烹调用油，每日摄入量控制在 25～30 g

烹调油包括植物油和动物油，是人体必需脂肪酸和维生素 E 的重要来源。研究数据表明，高海拔地区居民烹调油摄入量高于低海拔地区居民摄入量，且近年来呈上升趋势。烹调油摄入过量会增加机体脂肪的摄入，导致膳食中脂肪供能比超过适宜范围，从而影响居民身体健康。建议高原地区居民适当减少烹调油的使用量，将每日摄入量控制在 25～30 g。

小贴士

减油小妙招

◇ 使用小口径、有刻度的油壶或喷油壶，有效控油；

◇ 选用不粘锅代替普通铁锅炒菜，只需刷油或喷油；

◇ 烹制肉类菜肴时，改"油滑"为"水滑"，减少油脂附着；

◇ 清蒸菜肴不"滋油"，清炒菜肴不淋"明油"；

◇ 烹制蔬菜菜肴时，根据情况适当焯水可减少烹炒时用油；

◇ 烹制低油菜、无油菜，温拌菜比炒菜用油量少；

◇ 减少摄入名称中带"酥"字的食物，如香酥鸡块、桃酥、榴莲酥；

◇ 减少摄入名称中带有"干炸""干烧""红烧""糖醋""油焖"等词的食物。

五、学会合理选择烹调油

根据国家相关标准，大多数烹调油按照品质从高到低，一般分为一级、二级、三级、四级。等级越高的烹调油，精炼程度越高，但不代表油的营养价值越高。精炼是一个去除毛油中有害杂质的过程，过程中会流失维生素 E、胡萝卜素等营养成分。不同烹调油的脂肪酸组成差异很大。一般来说，饱和脂肪酸含量高的食用油耐热性较好，适合做煎炸食品。大豆油、玉米油、葵花籽油等油脂不耐热，经煎炸或反复受热后易氧化聚合，所以更适合炖、煮、炒。建议高原地区居民学会选择用油，采购不同品种的烹调油以满足不同食物烹调方式的需要（表 2-3）。

表 2-3　不同类型烹调油的优缺点及食用方法

油类品种	优点	缺点	适合	不适合
大豆油	富含维生素 E、维生素 D 和卵磷脂，对人体有益，价格便宜	容易氧化酸败，保质期最长只有 1 年	炖煮、炒菜	高温爆炒、煎炸
玉米油	富含维生素 E、胡萝卜素	耐热性较差	炖煮、炒菜	高温爆炒、煎炸
菜籽油	有独特清香，富含维生素 E、胡萝卜素、磷脂等	可能含有对人体有害的毒素——芥酸	日常炒菜、炖煮	高温爆炒、长时间煎炸
葵花籽油	富含维生素 E、绿原酸	不耐热，反复煎炸后产生有害物质	炖煮、炒菜	高温爆炒、煎炸
橄榄油	富含单不饱和脂肪酸	多不饱和脂肪酸含量低，价格贵	精炼橄榄油适合炒菜、炖煮，初榨橄榄油适合凉拌	—
芝麻油	香味浓烈，含芝麻粉和芝麻素等天然抗氧化剂	香气在高温加热后损失	凉拌、蘸料	炖煮、炒菜

六、少食或不食反式脂肪酸含量较高的食物

反式脂肪酸是脂肪酸的一种，因其化学结构上有一个或多个"非共轭反式双键"而得名，是一种不饱和脂肪酸。日常生活中的反式脂肪酸主要来源于植物油的氢化、精炼过程，食物煎炒烹炸过程中油温过高且时间过长也会产生少量反式脂肪酸。

反式脂肪酸摄入过多会增加心血管疾病的发生风险。因此，建议高原地区居民在选购食品，特别是甜茶粉、人造奶油、速溶咖啡、巧克力等食品时，关注其反式脂肪酸含量，少食或不食反式脂肪酸含量较高的食物。反式脂肪酸每日摄入量不超过 2 g。

七、培养清淡饮食习惯，减少高盐、高糖、高油／高脂食物摄入

不同生活环境及习俗会影响人们的饮食习惯。高原地区居民由于所处自然环境特殊，饮食习惯也与低海拔地区居民存在不同。但人的口味可通过不断接受健康教育、强化健康意识来改变，建议高原地区居民合理使用控盐勺和控油壶等工具，控制食盐、添加糖、油等调味品的用量，低盐、低脂、低糖饮食，逐渐养成清淡的饮食习惯。

会看食品标签对食物的合理选择尤为重要。例如，鸡精、味精、蚝油等调味品中钠含量较高，应特别注意；一些加工食品虽然吃起来不太咸，但在加工过程中都添加了食盐，如挂面、面包、饼干等；某些腌制食品、盐渍食品以及加工肉制品等预包装食品往往属于高盐食品。这些信息往往都可以在食品标签中查询获得。为了控制油、盐、糖摄入量，建议居民在购买食品时养成阅读食品标签的习惯，学会对比营养成分表，选择低钠、低糖食品。

油炸食品口感好、香味浓，对食用者有很大的诱惑力，油炸马铃薯（土豆）、藏式油饼等油炸食品在高原地区广受欢迎。油炸食品为高脂肪、高能量食品，过量食用易造成能量过剩，增加居民肥胖风险。此外，反复高温油炸会产生多种有害物质，可对人体健康造成危害。建议高原地区居民减少油炸食品摄入量，儿童青少年尤需注意。

📋 事实依据

- 高原地区居民有喝酥油茶和甜茶的习惯，盐、油、糖摄入量均高于其他地区居民摄入量。高盐、高油／高脂、高糖食物的摄入是高原地区居民慢性病发病的重要危险因素。
- 盐（钠）摄入过多可增加高血压、脑卒中和胃癌的发生风险，并使全因死亡率升高。
- 膳食脂肪摄入量不足会降低代谢能力，造成营养不良，导致机体脂溶性维生素缺乏；膳食脂肪摄入过量则会导致超重、肥胖的发生风险增加。
- 摄入过多的反式脂肪酸会增加心血管疾病的发生风险。

- 过量摄入含糖饮料或食品可增加儿童青少年、成年人龋齿或肥胖的发生风险。
- 糖的摄入会影响代谢性疾病的发展和预后，不受控制地摄入精制碳水化合物会增加个体患代谢综合征和随后患代谢性疾病的风险。

🔗 科普链接

细说酥油茶与牛奶

藏族地区流传着"宁可三日无粮，不可一日无茶"的说法。酥油茶是最受当地居民欢迎的一种饮品。藏民在接待尊贵的客人时，总以献上酥油茶表示对客人的敬意。酥油茶已经成为他们生活中的必需品。很多人觉得酥油茶的原料来源于奶，不过是又经过了相应的加工而已，使其不仅有奶香还有独特的风味。其实酥油茶与牛奶可以说是完全不同的食物，因此不能用酥油茶代替牛奶。要讨论酥油茶与牛奶的区别，首先需要知道什么是酥油。

酥油是从牛奶、羊奶中提炼出的脂肪，由于其没经过严格的提纯过程，因此其中还含有部分原奶中的成分，散发出一种特有的香味。实际上可以说，酥油就是有奶味的油脂。传统的提炼酥油的方法是：先将从牛、羊身上挤出来的奶汁加热，然后倒入特制的大木桶中，再用专用的提炼酥油用具用力上下抽打奶汁，来回数百次，搅得奶汁油水分离，上面浮起一层淡黄色的脂肪质。这时就可以将这层脂肪质舀起来，灌进皮口袋中，冷却后便成酥油。现在，许多地方逐渐使用奶油分离机来取代人工提炼酥油。一般来说，每一百斤奶可提取五六斤酥油。提炼酥油后，将酥油、茶叶和盐混合在一起进行烹煮，最终制作成酥油茶。

酥油茶搭配糌粑一块儿吃味道最佳，糌粑是酥油茶的绝美搭档。人们可以把糌粑直接放在酥油茶中，调匀后一块儿喝下去，也可以吃一口糌粑喝一口酥油茶。酥油茶还可以跟面包搭配在一起吃。由于酥油茶中含有大量的脂肪，但碳水化合物的含量相对较少，所以把它与面包搭配在一块儿，能让人体吸取的养分更平衡。

"新鲜酥油凉而能强筋，能生泽力又除赤巴热"，即是说新鲜酥油润泽气血，使精力充沛，使皮肤不粗糙、皲裂，还能治疗黏液及发热性疾病。在高寒缺氧环境下多喝酥油茶能增强体质，还可使津液增多，滋润肠胃，和脾温中，润泽气色。酥油茶里的茶汁很浓，有生津止渴、提神醒脑、防止动脉硬化、抗老防衰、抗癌等作用。茶中的芳香物质还能溶解脂肪，有帮助消化的功效。

与牛奶相比，酥油茶由于油脂丰富，能量密度极高，是高原地区居民主要的能量来源；但从营养价值来讲，牛奶的营养价值更高。牛奶中不仅含有丰富的蛋白质、维生素以及矿物质，而且是我们身体重要的钙来源之一，尤其是儿童和青少年人群，坚持喝奶有利于骨骼的发育。而经常大量喝酥油茶则往往会因为油脂摄入过多，导致肥胖、血脂异常等健康问题的发生。

通常，以下人群不宜吃酥油：

1. 高胆固醇血症患者：酥油中含有大量饱和脂肪，这种物质可使低密度脂蛋白胆固醇升高，从而加重高胆固醇血症患者的病情。所以，这类患者不宜吃酥油。

2. 肥胖人群：酥油属于高热量食物，肥胖人群进食可能会使肥胖程度加重，不利于身体健康，所以不推荐肥胖人群食用。

3. 胃肠功能较差者：酥油中含有大量的脂肪，不容易消化。如果本身胃肠功能就比较差，食用酥油后会加重胃肠道负担，容易出现腹胀、腹痛、恶心等症状。所以，胃肠功能较差者应避免食用酥油。

4. 奶制品过敏者：酥油通常是从牛奶或羊奶中提炼出来的。如果对奶制品过敏，则不宜吃酥油，否则可引发皮疹、皮肤瘙痒、呼吸困难等过敏反应。

5. 其他：对于糖尿病、高血压、动脉硬化、冠心病患者，也不建议吃酥油，否则可能会加重病情。

总而言之，虽然酥油具有较高的营养价值，但并非所有人都能食用。建议在食用前了解自身的健康状况，必要时可咨询医生或营养师的意见，以确保进食酥油不会对健康造成不良影响。

"无糖"和"脱脂"都是相对而言

在如今的食品市场上，无糖食品、脱脂牛奶等"健康食品"深受普通消费者和有健康改善需求人士的欢迎。然而，这种"无糖"或者"脱脂"的产品真的一点都不含糖或脂肪吗？

《食品安全国家标准：预包装食品营养标签通则》（GB 28050—2011）中规定，当食品中某成分的含量等于或低于一定数值后，就可以对这个成分声称"无""脱"或者"不含"。所以，当一个液态奶或者酸奶产品的脂肪含量≤0.5%时，厂家就可以声称其为"脱脂"产品。再比如我们平时非常关心的碳水化合物（糖），当其含量≤0.5 g/100 g（固体）或≤0.5 g/100 ml（液体）时，厂家同样可以声称这种食品是"无糖食品"或"不含糖"。因此，所谓"无糖"或者"脱脂"都是相对而言的。我们平时阅读营养标签时，不仅要知道字面上的意思，还要了解字面背后的含义。

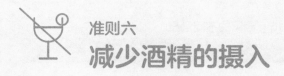

准则六
减少酒精的摄入

我国是世界上较早酿酒的国家之一，饮酒已成为居民日常生活的一种习惯。高原地区居民常饮青稞酒。然而，酒精摄入会对机体健康产生各种不良影响。高原地区居民应减少饮酒，特殊人群如儿童少年、孕妇、乳母应禁酒，特定职业人群应控制饮酒；应倡导文明餐饮，饮酒限量。

核心推荐

一、限量饮酒，文明餐饮

酒的主要化学成分是乙醇，过量饮酒可引起肝损伤，也是胎儿酒精综合征、痛风、部分癌症和心血管疾病发生的重要危险因素。因此，不推荐任何人饮酒。

高原地区居民主要喝啤酒和青稞酒，这可能与其独特的饮食习惯和生活方式有关。高原环境下的氧分压较低，人们容易感到疲劳和呼吸急促。因此，当人们在高原地区饮酒时，酒精会加速代谢，增加氧气的消耗，从而使人更易醉酒。此外，高原地区环境特殊，居民日常生活中机体水分流失较多，导致尿酸排出体外受限，而长期饮用啤酒易使尿酸生成量增加，从而使机体患高尿酸血症的风险增加。因此，高原地区居民应减少饮酒，一天摄入的酒精量不超过 15 g（表 2-4）。

饮酒对健康并无益处。若饮酒，应限量，提倡聚会少饮酒、不饮酒。每个人对酒精的耐受程度有差异，有些人喝一点儿酒就会产生过敏反应，甚至昏迷；有些人虽然耐受力强，但过度饮酒对身体造成很大损害，可导致急、慢性酒精中毒以及酒精性脂肪肝，严重时还会造成酒精性肝硬化。

表2-4　含有15 g酒精的不同酒量

类型	含15 g酒精的量 / ml
青稞啤酒（以4%计）	450
葡萄酒（以12%计）	150
青稞白酒（以38%计）	50
高度青稞白酒（以52%计）	30

二、孕妇、乳母应禁酒，儿童少年不饮酒

孕期饮酒，即使是很少的饮酒量，也可能给胎儿发育带来不良后果。如果女性在哺乳期饮酒，酒精会通过乳汁影响孩子的生长发育和某些认知功能。儿童少年正处于生长发育阶段，各脏器功能还不完善，此时饮酒对机体的损害甚为严重。因此，孕妇、乳母、儿童少年等特殊人群应严格禁酒。

三、特定职业饮酒应控制，特殊人群饮酒有节制

特定职业人群在工作期间严禁饮酒，日常饮酒也需适当控制，例如驾车、操纵机器或从事其他需要集中注意力、有较高技巧要求的工作。大量饮酒后驾车或操作机械容易产生不良后果，长期饮酒则可能导致动作协调性和工作能力的丧失。

酒精过敏者微量饮酒便会出现头晕、恶心、出冷汗等明显不良症状，此类人群应严禁饮酒。正在服用可能会与酒精发生反应的药物者，以及患有某些疾病（如高甘油三酯血症、胰腺炎、肝病等）者，都不应饮酒。高原环境对尿酸代谢有一定影响，血尿酸过高者同样不宜大量饮用啤酒。

小贴士

对于初入高原的人群，不建议饮酒。

📑 事实依据

- 高原地区居民以饮用啤酒和青稞酒为主，饮酒率较高，且酒精摄入量高于其他地区居民。
- 过量饮酒可增加心血管疾病、肝损伤的发生风险。
- 孕妇摄入酒精可增加胎儿酒精综合征发病风险。
- 酒精摄入可增加痛风、结直肠癌、乳腺癌的发病风险。

🔗 科普链接

最安全的饮酒量是 0

2018 年世界顶级医学期刊《柳叶刀》在线发布了聚焦 195 个国家/地区的饮酒所致疾病负担的最新分析数据。结果显示，饮酒是导致全球疾病负担的主要危险因素；在 15～49 岁人群中，近 10% 的死亡归因于饮酒；最安全的饮酒量是 0，即不饮酒。

《中国成人血脂异常防治指南（2016 年修订版）》和《成人高脂血症食养指南（2023 年版）》中明确提到，虽然中等量饮酒可以升高高密度脂蛋白胆固醇水平，但即使是少量饮酒，也会使高甘油三酯血症患者的甘油三酯水平进一步升高，不利于心血管健康。

对健康而言，控制饮酒量很重要，最好是不喝酒。

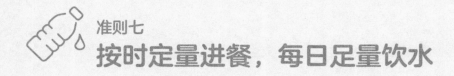
按时定量进餐，每日足量饮水

按时定量进餐是实现平衡膳食、合理营养的重要前提，一日三餐定时定量、饮食有度、规律进餐是健康生活方式的重要组成部分。零食是指在非正餐时间食用的食物或饮料，任何零食都含有一定的能量和营养素。水是人体必需的营养素，具有重要的生理作用。高原缺氧、湿度低、日照时间长、风速快和蒸发量大等特殊的环境因素，使得饮水对高原地区居民更为重要。高原地区居民应养成规律进餐的饮食习惯，合理安排三餐时间和摄入量，不暴饮暴食，不偏食挑食；减少在外就餐频率，合理选择零食；主动、足量饮水，注意饮水卫生，不喝生水，优选白水或淡茶水，不用饮料代替白水。

◎ 核心推荐

一、合理安排三餐时间，养成规律进餐习惯

饮食制度是指把全体食物按一定数量、质量、次数、时间分配到各餐次的一种制度。在日常生活中，规律的饮食制度可与其他日常生活制度相适应，使能量和各种营养素的摄入适应人体的消耗，提高劳动效率。养成规律进餐的习惯首先要确保一日三餐定时定量，尤其是早餐。早餐是每日健康生活方式的开始，对保证膳食营养摄入、工作学习效率和健康至关重要。

居民进餐间隔应尽可能与机体消化过程协调一致。进餐间隔和用餐时间不宜过长，也不宜过短。时间过短不仅不能使人愉悦享受食物的味道，也会影响食物的消化吸收；时间过长则容易导致居民在无意识的情况下摄入过量。建议早餐用餐时间控制在 15 ~ 20 分钟，午、晚餐用餐时间为 20 ~ 30 分钟，两餐间隔时间

控制在 5～6 小时。

　　在规律进餐习惯形成后，推荐居民注重每餐的合理营养搭配。应熟悉各种食物的营养价值，学会合理选择食物。

二、暴食偏食不可取，进餐能量要适宜

　　暴饮暴食是指在较短时间内摄入大量食物或饮料的一种不健康饮食行为，偏食是指对某些食物有特定的偏好，这两种饮食行为均会对居民健康造成影响。因此，建议居民饮食有度，不暴饮暴食，不偏食挑食，养成良好的饮食习惯。

　　进餐能量要适宜，暴饮暴食不可取，过度节食亦不可取。节食是一种有意识地控制食物摄入的行为。适当的节食（轻断食）被证明是一种健康的饮食习惯，对减少身体脂肪堆积等具有比较好的作用。但是过度节食可能会导致膳食能量摄入不足和必需营养素的缺乏，诱发代谢紊乱，导致体重过度下降、营养不良。根据平衡膳食模式，推荐高原地区居民早、中、晚餐的能量摄入分别占 30%、40%、30%，不同人群可做适当调整。

三、在外就餐应注意，零食选择需合理

　　随着社会的发展，人们在外进餐的频率大幅增长。在外就餐虽然十分便利，但若为追求美味与便利，长期在外摄入高油、高盐饮食，则会增加肥胖、糖尿病、高血压等营养相关慢性病的发生风险。研究数据表明，海拔高度与高血压检出率存在正向关联。因此，高原地区居民更应注重高血压危险因素的识别与预防，尽量减少在外就餐次数。如在外就餐，应注意食品卫生与安全，荤素搭配均衡，不铺张浪费，践行光盘行动。

　　零食是指在非正餐时间食用的食物或饮料。任何零食都含有一定的能量和营养素，当身体活动增加或上一餐摄入不足时，可以作为一日三餐之外的营养补充。但是零食的选择需特别注意，可优先选择低钠、低糖、低脂肪的零食。

小贴士

零食选购小技巧

◇ 优选水果、坚果、奶制品，坚果进食需适量；

◇ 少食高盐、高糖、高脂肪和烟熏油炸食品；

◇ 不喝或少喝含糖饮料，不饮酒；

◇ 选择新鲜、有营养、卫生的零食；

◇ 注意进食时间，睡前勿进零食。

小贴士

外卖点菜小技巧

◇ 主食选择以全谷物为先；

◇ 少选油炸食物，注意荤素搭配；

◇ 适量点餐，拒绝浪费；

◇ 少油少盐，健康饮食。

四、主动足量饮水，注重饮水卫生

水是人体最重要的组成部分，在维持体液平衡、参与机体新陈代谢、调节体温以及润滑器官和关节等方面起着必不可少的作用。高原地区淡水资源多为开放性水源，易受到动物粪便或其他污染物的污染，少数地区人畜共饮同一池塘水或同一河沟水。生水里面很可能含有致病微生物，喝生水会对身体的健康产生不良影响。建议高原地区居民提高饮水卫生意识，不喝生水。

当身体摄入水分过少或水分丢失过量而未及时补充时，机体易处于脱水状态。饮水不足会影响机体的活动能力和认知能力，还会增加泌尿系统疾病的发生风险。高原地区具有干燥、日照时间长等地理环境特点，当地居民更应主动、足量饮水，避免代谢失衡。建议在一天时间内多次主动饮水，每次饮 1 杯，每杯约 200 ml；成年男性每日饮水量不低于 1700 ml，女性不低于 1500 ml。

白水廉价易得、安全卫生，饮用白水不增加能量，也没有"添加糖"的问题。因此，建议日常饮水首选白水。除了白水，也可以选择低浓度茶水，经常适量饮用低浓度茶水不但可以补充水分，而且对健康有益。含糖饮料的主要成分是水和添加糖，营养价值低，过多摄入可增加龋齿、肥胖、2 型糖尿病和血脂异常的发生风险。建议少选购或不选购含糖饮料，家里减少含糖饮料的储存；日常生活中不把含糖饮料当作水分的主要来源，不用含糖饮料代替白水。

📑 事实依据

- 高原地区居民存在不规律进餐、在外就餐、不吃早餐等现象。
- 按时规律就餐有助于控制体重，预防肠道疾病，维持正常的肠道功能，以及避免营养不良或营养过剩。
- 暴饮暴食与胃肠道疾病、肥胖和胰腺炎等疾病的发生密切相关。
- 在平衡膳食原则下，适度节食有助于减重和改善机体健康状况，过度节食则会影响机体能量和营养素的摄入。
- 饮水不足影响机体代谢，增加泌尿系统感染和肾结石的发病风险。
- 高原地区淡水资源多为开放性水源，易受到动物粪便或其他污染物的污染，饮生水和不卫生的水易对身体健康产生不良影响。

🔗 科普链接

长期不吃早餐容易诱发胆结石

俗话说"早上吃好，中午吃饱，晚上吃少"。一顿美味营养的早餐可以调动我们工作和学习的热情，为人体提供必要的营养物质。长期不吃早餐容易导致胃肠疾病的发生。胆汁在夜间分泌后储存在胆囊中，吃早餐可以刺激胆囊收缩，排出胆汁对食物进行消化。不吃早饭会导致这些消化液分泌异常并浓缩，大量胆汁淤积在胆囊中，长此以往容易形成胆结石，最终导致胆囊炎、黄疸等发生。此外，不吃早餐还会引起血糖、血脂水平紊乱，长此以往可能导致 2 型糖尿病及动脉粥样硬化的发生。一顿健康的早餐应该包括谷薯类、肉蛋类、奶类或豆类，以及蔬菜、水果，而并非只有"一个面包和一袋牛奶"。

喝自来水会导致肾结石吗

人们常常认为自来水中的水垢，也就是钙和镁的碳酸盐，是导致肾结石的罪魁祸首。但其实自来水已经经过了严格的过滤等处理，符合居民饮用水标准后才被输送到千家万户。肾结石的出现其实是多种危险因素综合作用的结果。根据有关数据，目前约 80% 的肾结石是草酸钙结石，其形成与代谢综合征、高血压、肥胖等密不可分。其实喝水少的危害可能更大，因为喝水少可能会导致尿液浓缩，增加尿中草酸盐的浓度，从而促进结石形成。

柠檬水可以美白吗

很多爱美人士喜欢通过喝柠檬水达到美白的效果。维生素 C 的确可以抑制黑色素的生成，起到美白作用，但令人吃惊的是，柠檬中的维生素 C 含量并不高（22 mg/100 g）且不会全部溶于水，将柠檬泡水喝产生的美白效果并不大。与柠檬相比，葡萄、苦瓜、柿子椒等食物的维生素 C 含量更高。只要规律进餐、合理搭配，人体一般不需要额外补充维生素 C。柠檬最大的作用可能是丰富水的味道，增加饮水量。

蜂蜜水能通便吗

在人们的普遍认知里，蜂蜜水是通便的"灵丹妙药"，但其实蜂蜜中并没有润肠通便的有益成分。同时，常喝蜂蜜水也不会带来美白等变化，并且由于其较高的含糖量，过多摄入易使人变胖。所以没有必要通过喝蜂蜜水来通便，摄入足量的膳食纤维往往能达到更好的润肠通便效果。

增加身体活动，减少久坐与视屏时间，保持健康体重

身体活动指增加能量消耗的骨骼肌活动，包括家务活动、职业活动、交通活动和休闲时的主动性运动等。久坐指除了睡觉以外长时间坐着或躺着，包括长时间坐着工作、使用电脑、看电视等坐着（或躺着）的所有形式。定期进行身体活动是预防慢性病的重要保护因素。动则有益，高原地区居民应增加身体活动，减少久坐行为，限制视屏时间，每周进行至少 150 分钟的中等强度身体活动。高原地区居民可通过定期参与锅庄等传统运动增加身体活动量，保持健康体重。

⊙ 核心推荐

一、动则有益，积极参与锅庄等传统运动

任何类型的身体活动，无论持续时间长短，均可以改善健康状况。建议不分性别、文化背景或社会经济地位，无论个人能力如何，每日都积极进行身体活动。慢性病患者、残疾人群、孕产妇及哺乳期妇女，应在条件允许的情况下，根据自身能力进行适量身体活动。

> **小贴士**
>
> **日常生活中不同类型活动的步数估计**
> ◇ 从一个公交车站步行至下一站：400 步。
> ◇ 转一圈布达拉宫：3200 步。
> ◇ 转一圈大昭寺：2000 步。
> ◇ 转一圈龙王潭湖：1500 步。

科学的身体活动可以预防疾病，愉悦身心，促进健康。锅庄是西藏等高原地区最为常见的大众舞蹈类型，同时也是一项有氧身体活动。建议高原地区居民积极参与锅庄运动，同时增加对太极拳、八段锦等传统运动的了解与实践，丰富自身的运动形式及内容。

二、增加身体活动，每周进行至少 150 分钟的中等强度身体活动

各年龄段人群每日都应进行身体活动，保持能量平衡和健康体重。推荐成年人积极进行日常活动和运动，每周至少进行 5 天中等强度身体活动，累计 150 分钟以上；鼓励适当进行高强度有氧运动，加强抗阻运动，多动多获益。

中等强度身体活动是指在运动过程中心率增快，身体微出汗，呼吸略喘，单位时间内能量消耗达到静坐时能量消耗 3~6 倍的活动。常见的中等强度运动包括急步行、骑单车、打排球及乒乓球等体育活动、水中带氧体能活动等。于高原地区居民而言，日常跳锅庄便是一项很好的有氧运动。

进行不同强度身体活动消耗的能量不同，每日都要积极进行身体活动。建议高原地区居民结合自身日常活动情况，考虑地理环境影响，合理安排身体活动。可以充分利用外出、工作间隙、家务劳动和闲暇时间，尽可能让自己动起来，把身体活动融入工作和生活中。

小贴士 🔔

身体活动的分类

◇ 职业性身体活动：指工作中的各种身体活动。职业及工作性质不同，工作中各种身体活动的强度和能量消耗也不同。

◇ 交通往来身体活动：指从家中前往工作、购物、游玩地点等往来途中的身体活动。采用的交通工具不同，身体消耗的能量也不同。

◇ 家务性身体活动：指在院子里或者室内进行的各种家务劳动。

◇ 闲暇时间身体活动：指职业、家务活动之余有计划、有目的进行的运动锻炼。

三、限制视屏时间，减少久坐行为

随着电子科技的日益发展和电子产品的不断普及，高原地区居民使用电子设备如电视、平板电脑、手机等的机会明显增多，视屏时间不断增加。此行为给居民健康带来不良影响。建议高原地区居民，尤其是儿童青少年，限制视屏时间。

久坐或静态行为指除了睡觉以外长时间坐着或躺着，包括长时间坐着工作、使用电脑、看电视等坐着（或躺着）的所有形式。久坐只消耗很少的能量，且身体各个部位得不到活动。

成年人较多久坐行为与全因死亡率、心血管疾病和癌症的发病率和死亡率、2 型糖尿病发病率等呈正相关。建议高原地区居民减少久坐时间，代之以各种强度的身体活动，从而带来健康收益。为了减少久坐行为对健康的不利影响，成年人进行中高强度的身体活动时应力求超过建议水平。

在办公室工作时，能站不坐，多活动，如站着打电话、能走过去办事就不打电话、少乘电梯多爬楼梯等。久坐工作者，每小时起来活动一下，可以做伸展运动或健身操。在家尽量减少观看电视、手机或其他屏幕的时间，多进行散步、逛街、打球等活动。

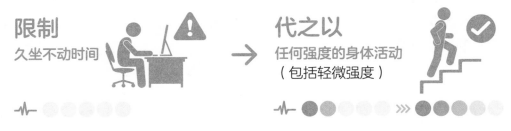

（注：图片来源于世界卫生组织关于身体活动和久坐行为的指南。）

四、保持健康体重

随着生活方式的改变，人们的身体活动逐渐减少，加之膳食结构发生变化，超重和肥胖的发生率无论在发达国家还是发展中国家，都以惊人的速度增长。

合理的食物摄入量和身体活动是保持能量平衡、维持健康体重的两个关键因素。成人健康的体质指数（BMI）应该保持在 18.5～23.9 kg/m² 之间，女性腰围应不超过 85 cm，男性腰围应不超过 90 cm。

建议树立健康体重理念，坚持合理膳食，增加身体活动以保持健康体重。鼓励摄入低能量、低脂肪、含适量蛋白质和碳水化合物、富含微量元素和维生素的膳食。增加新鲜蔬菜、水果在膳食中的比重，适当选择一些富含优质蛋白质的食物。此外，还需引导居民矫正不良的饮食行为和习惯，避免油炸食品的过量摄入，不喝或少喝含糖饮料。

📋 事实依据

- 任何类型的身体活动，无论持续时间长短，均可改善机体健康状况。
- 身体活动有益于改善体成分，增加肌肉力量，维持骨骼健康。
- 身体活动可缓解焦虑、抑郁和压力，提高居民心理健康水平和幸福感。
- 足量的身体活动可降低超重肥胖、心血管疾病、2 型糖尿病和全因死亡的发生风险。

🔗 科普链接

中国人群身体活动指南（2021）

2021 年，由国家卫生健康委员会疾病预防控制局指导、中国疾病预防控制中心和国家体育总局体育科学研究所牵头，组织相关领域专家组成编写委员会，完成编写并发布了《中国人群身体活动指南（2021）》。该指南对身体活动提出了四项基本原则：

1. 动则有益、多动更好、适度量力、贵在坚持。
2. 减少静态行为，每天保持身体活跃状态。
3. 身体活动达到推荐量。
4. 安全地进行身体活动。

世界卫生组织针对不同人群的身体活动指南

1．18～64岁成年人身体活动指南

（1）每周进行 150～300 分钟中等强度或 75～150 分钟高等强度有氧活动，或等量的中等强度和高等强度有氧活动组合。

（2）每周至少进行 2 天肌肉力量练习。

（3）保持日常身体活动，并增加活动量。

2．65岁及以上老年人身体活动指南

（1）18～64 岁成年人身体活动推荐方案同样适用于老年人。

（2）坚持平衡能力、灵活性和柔韧性练习。

（3）如果身体不允许每周进行 150 分钟中等强度身体活动，应尽可能地增加各种力所能及的身体活动。

3．慢性病患者身体活动指南

（1）慢性病患者进行身体活动前应咨询医生，并在专业人员指导下进行。

（2）如果身体允许，可参照同龄人群的身体活动推荐方案。

（3）如果身体不允许，仍鼓励根据自身情况进行规律的身体活动。

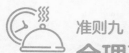

准则九

合理烹调，杜绝浪费，会看食品标签，保证食品安全

高原地区低氧、低气压、紫外线强、昼夜温差大等独特的地理气候条件对食物的生产、运输、烹调、储藏等均有影响。高原地区居民掌握选择、处理及保存食材的方法可有效保证饮食卫生安全。通过引导高原地区居民读懂食品标签、优先选择公筷分餐、拒食野生及染疫动物、注意个人卫生等途径，可培养其健康饮食意识。

◎ 核心推荐

一、科学处理食物原料，选择高原适宜烹饪方式

在对食品原材料进行处理时要进行必要的清洗，以除去附着在食品表面的灰尘、杂质、微生物、残留农药等，可以通过盐水浸泡等方式进行深度洗涤。在处理海鲜、河鲜、菌类等食物时，要注意鉴别可食部位。食物切配过程中要注意避免太细碎，已经切开的水果、蔬菜不建议再次用水冲洗，以免造成部分水溶性维生素的流失。在处理生食和熟食时，要注意用单独的案板分别处理，不可混用，避免交叉污染。

尽量选择蒸、煮、炒烹饪，少用煎、炸烹饪。采用蒸、煮的烹饪方式可以最大限度保证食物中营养物质不流失，同时也可以保留食物原有的口味。蒸、煮过程也会促进蛋白质变性、纤维软化，更有利于机体消化吸收。此外，煎炸食物的热量和脂肪含量较高。在煎炸食物的过程中需注意控制油温，以免食物过焦而产生有害物质，也要避免煎炸过食物的油反复利用。智能化的电压力锅、电磁炉、空气炸锅等烹调工具可有效改善高原地区居民烹调过程中遇到的困难。

大多数微生物是不耐高温的。在食物烹饪加热和煮熟过程中，一方面要尽量避免过度烹饪以保留该食物原有的营养价值，另一方面要确保食物熟透，例如四季豆等食物在未煮熟的情况下容易引起食源性疾病。在加热剩饭、剩菜的过程中也要保证其中心温度达到一定水平，只有这样才能确保所摄入的食物相对安全。

二、公筷分餐更卫生，杜绝浪费节俭兴

提倡采用分而食之的"分餐"方式，就餐时一人一小份，每个人餐具相对独立，或者使用公筷公勺。分餐制可以有效降低经唾液传播的传染性疾病的发生风险。分餐制还有利于明确食物种类、控制进餐量，实现均衡营养，形成节约、卫生、合理的饮食"新食尚"。

避免购买过多或不符合个人口味的食物，可借助食品标签做出明智的购买决策。外出点餐时，按需点菜不铺张，减少食物浪费。制定厨余垃圾处理计划，将厨余垃圾分类回收或堆肥发酵，制成肥料。推荐购买本地生产、有机和可持续种植的食物，这些食物通常更健康、新鲜，而且减少了运输和包装中的浪费。

三、食品标签会辨识，健康饮食有意识

食品标签信息包含食品配料、净含量、适用人群、食用方法、营养成分表及相关的营养信息等。配料表是了解食品的主要原料，鉴别食品组成的最重要途径。按照"用料量递减"原则，配料表按配料用量由高到低依序列出食品原料、辅料、食品添加剂等。营养成分表（营养标签）是预包装食品标签上采用三列表形式标示的营养成分含量表，用来说明每 100 g（或每 100 ml）食品提供的能量以及蛋白质、脂肪、碳水化合物、钠等营养成分的含量值，及其占营养素参考值的百分比（NRV%）。生产日期和保质期是食品标签上的重要信息，可以帮助居民确定食品是否新鲜和安全。确保购买保质期内的食品，并遵循正确的储存说明以保持食品的新鲜度。

通过阅读食品标签，居民可以了解食品的营养成分，进而选择符合自身营养需求的食品，同时也可以有效规避致敏、不耐受物质，避免选择高糖、高盐、高脂肪等不健康的食品。对于特定人群，例如孕妇、儿童、慢性病患者等，可以根据食品标签上的信息选择适宜的食品，促进健康。居民还可以借助食品标签来搭配不同营养特点的食材，以提高食物的营养价值，保证各种营养素的均衡摄入（图2-1）。

营养成分表

项目	每100 g	NRV%
能量	257 kJ	3%
蛋白质	3.0 g	5%
脂肪	3.5 g	6%
碳水化合物	4.5 g	2%
钠	56 mg	3%
钙	100 mg	13%
非脂乳固体	≥8.1 g	

图2-1 某品牌纯牛奶营养成分表

四、野生动物不可食，染疫动物要远离

高原地区生态环境较为完整，野生动物数量相对较多，但食野味有引发人类疾病和重大公共卫生安全问题的风险。国家对于私自贩卖、捕杀、食用野生动物者均有相应的处罚条例。在染疫动物所患疾病以及病原体尚未明确的情况下，食用其肉类极易引发人畜共患病。拒绝食用野生动物及染疫动物是保障生态平衡和公共卫生安全的重要举措。

五、注重个人和饮食卫生，享用安全、清洁食品

享用安全、清洁食品的第一步是选用新鲜的食材，如刚收获的蔬菜、刚屠宰的畜禽、新烹饪好的饭菜等，学会辨别和采购新鲜食物是保证饮食卫生的关键。另外，也可通过观察食品包装袋密闭性是否良好，检查是否存在漏气或胀包等异常现象判断食品是否新鲜。瓜果蔬菜、禽蛋肉类等食品在发生腐败变质的情况下会给人感官上的感受，如表面色泽暗沉或有霉点、触摸起来相对较软、有刺鼻异臭气味等。

根据食物选择不同的储存方式。可利用日晒对食物进行脱水，延长保存期限，适用于奶渣等奶制品、谷物等食物的储藏。酸奶、青稞酒、青稞饼等食物适合发酵保藏，可以在一定程度上达到改善食物风味、提升食物营养价值的目的。蔬果类食物适合低温冷藏，能够较大程度地保证其风味及营养价值。冷藏的一般温度范围为 $-2 \sim 15\,℃$，最常用的冷藏温度为 $4 \sim 8\,℃$。肉类、海鲜类食物常用冷冻储藏，温度为 $-23 \sim -12\,℃$，其中 $-18\,℃$ 为最佳储藏温度。

制定食物储备周期规划是确保家庭饮食安全的重要步骤，食物储备应根据季节和气候变化进行规划。在进行食品储备时，应根据家庭用餐人数、生活习惯、气候特点等因素，合理确定储备量。居民储备食物要确保能够满足一定时间内的食物需求，但也要避免因储备过多而导致食物浪费。

高原地区牧民易感人畜共患的传染性疾病，如棘球蚴病（包虫病）。此病主要经消化道传播，如食用被虫卵污染的食物和水，或手部、餐具带有虫卵，随食物一起进入人体而导致感染。日常生活中若不注意饮食和个人卫生，易增加感染风险。建议高原地区居民勤洗手，养成良好的卫生习惯，同时注重食品卫生，不吃过期、变质、有异味的食品，不饮用生水，享用安全、清洁食品。

📑 事实依据

- 食品标签可以帮助居民了解食品的营养成分，选择符合自身营养需求的食品。
- 有效的食物储存方法可避免食物腐败和霉变。

- 合理烹调是保证食品安全和营养的关键，可避免食品安全问题的发生。
- 分餐制有利于形成节约、卫生、合理的饮食"新食尚"，可有效预防食源性疾病的发生。
- 注意个人饮食卫生可有效预防各类经口传播的疾病，如多发于高原地区的棘球蚴病。
- 食物可发展理论有助于改善人们的饮食习惯，减少食物生产对环境的负面影响，减少温室气体排放，保护生物多样性和水资源。

科普链接

食品标签主要看什么

1. 生产日期、保质信息及储存条件

购买食物时，首先应该关注食物是否在保质期内。不购买超过保质期的食物，选择生产日期较近的食物。同时，应看清储存条件，确保食物在包装标示的储存条件下存放。

2. 配料表

挑选食物时，一定要关注食物的配料表。根据国家食品标准规定，各种配料应按制造或加工食品时加入量的递减顺序一一排列。简单来说，就是排得越靠前，在食物中的含量就越高。比如我们挑选全麦面包时，如果配料表中小麦粉在第一位，全麦粉在靠后的位置，这明显就不是"合格"的全麦面包。此外，有糖尿病、脂肪肝以及肥胖的人群，应该格外注意配料表中添加糖和添加脂肪的情况。含有植脂末、氢化植物油、起酥油、人造黄油等成分的食物尽量不选择。如果是过敏体质，应该注意配料表中是否存在会造成过敏的物质。

3. 营养标签

应关注食物的营养标签。营养标签由营养成分表、营养声称、营养成分功能

声称三个部分组成。营养成分表是营养标签的核心，通过营养成分表可以很直观地获得食物的具体营养信息。

营养成分表标有食品营养成分名称、含量和占营养素参考值百分比（NRV%）三列内容。简单来说，NRV% 就是指每 100 g 和（或）每 100 ml 和（或）每份食品中所含营养素占全天推荐摄入量的百分比。通过 NRV% 可以更加直观地了解到当日摄入的营养素量，并计算营养摄入是否超标。

小心 0 添加的陷阱

在食物的包装上经常有很多"0 糖""0 卡""0 脂 / 低脂"的字样，很容易让人陷入对食品营养的认识误区。

首先，0 脂肪 ≠ 低热量。市面上一些声称"0 脂肪"的酸奶会通过增加甜味剂或果酱等成分来改善产品口感，实际上这些成分的热量并不低。

其次，0 蔗糖 ≠ 0 糖 ≠ 不升血糖。"0 蔗糖"食物并不是指食物中所有的糖都为 0，其中可能会添加其他糖类且含量不低，比如添加果糖、麦芽糖及代糖等。而且所谓无糖食品，只要达到国家的标准"碳水化合物 ≤ 0.5 g/100 g（固体）或 100 ml（液体）"，就可以声称"无糖"，但是仍有可能含有升高血糖的成分，也可能存在无糖但是高脂肪的情况。

冰箱里的小秘密

冰箱中最常见的细菌有四种：沙门菌、志贺菌、耶尔森菌和李斯特菌。

1. 沙门菌：常见于生肉、熟食、鸡蛋壳。一旦这些食物离开冰箱，进入常温环境，沙门菌也开始悄悄苏醒。它们会在夏季的高温中加速繁殖。人一旦感染，会产生腹痛、腹泻、恶心、呕吐等症状。

2. 志贺菌：志贺菌可能会导致细菌性痢疾。它常常出现在蔬菜水果中，特别是夏天没吃完的西瓜中可能藏着它们。志贺菌还会"人传人"，所以将冰箱里的蔬菜水果拿出来后，一定要记得洗手。

3. 耶尔森菌：耶尔森菌是一种嗜冷菌，喜欢在生肉上安家，温度越低，它越放肆。所以，夏天囤冰淇淋时，千万别把它们和肉类放在同一格。

4．李斯特菌：在熟肉、奶酪、牛奶（特别是已开封未用完的）中都能见到李斯特菌。它的生命力极其顽强，甚至在 –20℃的冷冻室也能存活 1 年。若是不幸感染了李斯特菌，免疫力正常的人会出现腹泻的症状，免疫力较弱的人甚至可能出现脑膜炎、败血症等严重并发症。

此外，冰箱中还可能存在霉菌、金黄色葡萄球菌、肠杆菌等，都应引起注意。

如何科学合理地烹饪

1．菜要先洗后切，热锅冷油开始烹饪，不要等到油冒烟再开始。

2．炒完一个菜后记得要刷洗一次锅，以免有可见或不可见的食物残渣导致第二个菜受热不均匀而糊锅。千万不要怕麻烦，或者是有些老人家觉得第一个菜烧完后锅里还有油，不洗锅可以减少浪费，这种节省的观念需要改过来。

3．炒菜的时候少油少盐，这里的盐包括了酱油、蚝油、黄豆酱等含钠的调味料；可以添加葱、姜、蒜、香菜、八角、桂皮等天然调味料。

4．及时添加少量的水并勤翻动，以免糊锅。另外，淀粉类的菜如土豆、芋头、山药等，最好铺在其他食材的上面，快熟的时候再混匀加盐，这样不容易糊锅。

5．烹饪方式以蒸、煮、炖、烩、炒为主，少用煎、炸、熏、烤等方式。

反对浪费，崇尚节约，让我们行动起来

1．在家里：吃多少煮多少，不要剩菜。

2．在食堂：吃饱续足体力，必须光盘。

3．外出就餐：吃多少点多少，剩余打包。

4．吃自助餐：吃多少取多少，拒绝暴食。

5．朋友聚餐：光盘才有排场，不要铺张。

6．点外卖：不盲目满减凑单，先选小份。

7．下午茶：好吃也不能多吃，按需取餐。

8．吃夜宵：能少一串是一串，合理膳食。

附录

附录1　高原地区常见食物营养素含量
（以每100g可食部计）

附表 1-1　谷类及制品

食物名称	可食部 / %	水分 / g	能量 / kcal	蛋白质 / g	脂肪 / g	碳水化合物 / g	不溶性膳食纤维 / g	胆固醇 / mg	维生素 A / μgRAE
小麦	100	10.0	338	11.9	1.3	75.2	10.8	0	0
青稞	100	12.4	342	8.1	1.5	75.0	1.8	0	0
小麦粉（标准粉）	100	9.9	362	15.7	2.5	70.9	—	0	0
大麦	100	13.1	327	10.2	1.4	73.3	9.9	0	0
挂面（代表值）	100	11.5	353	11.4	0.9	75.1	0.9	0	—
面条（生，代表值）	100	24.2	301	8.9	0.6	65.6	0.8	0	—
花卷	100	45.7	214	6.4	1.0	45.6	1.5	0	—
馒头（代表值）	100	43.9	223	7.0	1.1	47.0	1.3	0	—
油条	100	21.8	388	6.9	17.6	51.0	0.9	—	—
稻米（代表值）	100	13.3	346	7.9	0.9	77.2	0.6	0	0
黑米	100	14.3	341	9.4	2.5	72.2	3.9	0	—
糯米	100	12.6	350	7.3	1.0	78.3	0.8	0	0
米饭（蒸，代表值）	100	70.9	116	2.6	0.3	25.9	0.3	0	0
粳米粥	100	88.6	46	1.1	0.3	9.9	0.1	0	0
玉米（鲜）	46	71.3	112	4.0	1.2	22.8	2.9	0	—
玉米粒（黄、干）	100	11.8	327	8.0	0.8	79.2	—	0	8
玉米面（黄）	100	11.2	350	8.5	1.5	78.4	—	0	3
小米	100	11.6	361	9.0	3.1	75.1	1.6	0	8
小米粥	100	89.3	46	1.4	0.7	8.4	—	0	—
荞麦	100	13.0	337	9.3	2.3	73.0	6.5	0	2
荞麦面	100	14.2	340	11.3	2.8	70.2	—	0	2
燕麦	100	10.2	338	10.1	0.2	77.4	6.0	0	Tr
烙饼（标准粉）	100	36.4	258	7.5	2.3	52.9	1.9	0	—
油饼	100	24.8	403	7.9	22.9	42.4	2.0	—	—

注：Tr 表示未检出或微量，低于目前应用的检测方法的检出限或未检出。
杨月欣，中国疾病预防控制中心营养与健康所. 中国食物成分表：标准版（第一册）. 6 版. 北京：北京大学医学出版社，2018.

萝卜素 /μg	硫胺素 /mg	核黄素 /mg	烟酸 /mg	维生素C /mg	维生素E /mg	钙 /mg	磷 /mg	钾 /mg	钠 /mg	铁 /mg	锌 /mg	硒 /μg
0	0.40	0.10	4.00	0	1.82	34	325	289	6.8	5.1	2.33	4.05
0	0.34	0.11	6.70	0	0.96	113	405	644	77.0	40.7	2.38	4.60
0	0.46	0.05	1.91	0	0.32	31	167	190	3.1	0.6	0.20	7.42
0	0.43	0.14	3.90	0	1.23	66	381	49	Tr	6.4	4.36	9.80
—	0.17	0.04	2.09	0	1.11	20	134	129	184.5	2.3	0.72	9.21
—	0.22	0.07	1.80	0	0.47	12	139	123	21.4	4.3	1.09	6.59
—	Tr	0.02	1.10	0	—	19	72	83	95.0	0.4	Tr	6.17
—	0.04	0.05	—	0	0.65	38	107	138	165.1	1.8	0.71	8.45
—	0.01	0.07	0.70	0	3.19	6	77	227	585.2	1.0	0.75	8.60
0	0.15	0.04	2.00	0	0.43	8	112	112	1.8	1.1	1.54	2.83
—	0.33	0.13	7.90	0	0.22	12	356	256	7.1	1.6	3.80	3.20
0	0.11	0.04	2.30	0	1.29	26	113	137	1.5	1.4	1.54	2.71
0	0.02	0.03	1.90	0	—	7	62	30	2.5	1.3	0.92	0.40
0	Tr	0.03	0.20	0	—	7	20	13	2.8	0.1	0.20	0.20
—	0.16	0.11	1.80	16	0.46	—	117	238	1.1	1.1	0.90	1.63
100	0.03	0.02	0.56	0	0.38	—	—	—	—	—	—	—
40	0.07	0.04	0.80	0	0.98	22	196	249	2.3	0.4	0.08	2.68
100	0.33	0.10	1.50	0	3.63	41	229	284	4.3	5.1	1.87	4.74
—	0.02	0.07	0.90	0	0.26	10	32	19	4.1	1.0	0.41	0.30
20	0.28	0.16	2.20	0	4.40	47	297	401	4.7	6.2	3.62	2.45
20	0.26	0.10	3.47	0	5.31	71	243	304	0.9	7.0	1.94	2.16
Tr	0.46	0.07	—	—	0.91	58	342	356	2.1	2.9	1.75	—
—	0.02	0.04	—	0	1.03	20	146	141	149.3	2.4	0.94	7.50
—	0.11	0.05	—	0	13.72	46	124	106	572.5	2.3	0.97	10.60

附表 1-2　薯类、淀粉及制品

食物名称	可食部 / %	水分 / g	能量 / kcal	蛋白质 / g	脂肪 / g	碳水化合物 / g	不溶性膳食纤维 / g	胆固醇 / mg	维生素 A / μgRAE
马铃薯	94	78.6	81	2.6	0.2	17.8	1.1	0	1
甘薯（白心）	86	72.6	106	1.4	0.2	25.2	1.0	0	18
甘薯（红心）	90	83.4	61	0.7	0.2	15.3	—	0	63
甘薯粉	100	14.5	336	2.7	0.2	80.9	0.1	0	2
淀粉（玉米）	100	13.5	346	1.2	0.1	85.0	0.1	0	—
淀粉（马铃薯）	100	17.4	332	0.1	0.1	82.0	0	0	0
淀粉（甘薯）	100	15.1	342	0.1	0.2	84.4	0	0	0
粉丝	100	15.0	338	0.8	0.2	83.7	1.1	0	—
粉条	100	14.3	338	0.5	0.1	84.2	0.6	0	—

注：Tr 表示未检出或微量，低于目前应用的检测方法的检出限或未检出。

杨月欣，中国疾病预防控制中心营养与健康所. 中国食物成分表：标准版（第一册）. 6 版. 北京：北京大学医学出版社，2018.

附表 1-3　干豆类及制品

食物名称	可食部 / %	水分 / g	能量 / kcal	蛋白质 / g	脂肪 / g	碳水化合物 / g	不溶性膳食纤维 / g	胆固醇 / mg	维生素 A / μgRAE
黄豆	100	9.2	407	33.1	15.9	37.3	9.0	0	3
黑豆（干）	100	9.9	401	36.0	15.9	33.6	10.2	0	3
豆腐（代表值）	100	83.8	84	6.6	5.3	3.4	—	0	—
豆腐脑	100	96.7	15	1.9	0.8	0.0	Tr	0	—
豆奶	100	94.0	30	2.4	1.5	1.8	Tr	5	—
豆浆	100	93.8	31	3.0	1.6	1.2	—	0	—
豆腐卷	100	61.6	203	17.9	11.6	7.2	1.0	0	15
腐竹	100	7.9	461	44.6	21.7	22.3	1.0	0	—
千张	100	52.0	262	24.5	16.0	5.5	1.0	0	3
豆腐干（代表值）	100	61.3	197	14.9	11.3	9.6	—	0	2
素鸡	100	64.3	194	16.5	12.5	4.2	0.9	0	5
豆腐皮	100	9.4	447	51.6	23.0	12.5	—	0	23
绿豆（干）	100	12.3	329	21.6	0.8	62.0	6.4	0	11
赤小豆（干）	100	12.6	324	20.2	0.6	63.4	7.7	0	7

胡萝卜素/μg	硫胺素/mg	核黄素/mg	烟酸/mg	维生素C/mg	维生素E/mg	钙/mg	磷/mg	钾/mg	钠/mg	铁/mg	锌/mg	硒/μg
6	0.10	0.02	1.10	14.0	0.34	7	46	347	5.9	0.4	0.3	0.47
220	0.07	0.04	0.60	24.0	0.43	24	46	174	58.2	0.8	0.22	0.63
750	0.05	0.01	0.20	4.0	0.28	18	26	88	70.9	0.2	0.16	0.22
20	0.03	0.05	0.20	Tr	—	33	12	66	26.4	10	0.29	2.62
—	0.03	0.04	1.10	—	—	18	25	8	6.3	4.0	0.09	0.70
0	0	0	0	0	—	22	40	32	50	1.8	—	—
0	0	0	0.10	0	—	62	14	7	3.0	2.6	—	—
—	0.03	0.02	0.40	0	—	31	16	18	9.3	6.4	0.27	3.39
—	0.01	Tr	0.10	0	—	35	23	18	9.6	5.2	0.83	2.18

胡萝卜素/μg	硫胺素/mg	核黄素/mg	烟酸/mg	维生素C/mg	维生素E/mg	钙/mg	磷/mg	钾/mg	钠/mg	铁/mg	锌/mg	硒/μg
40	0.11	0.22	1.53	—	—	123	418	1276	13.8	35.8	4.61	2.03
30	0.20	0.33	2.00	—	17.36	224	500	1377	3.0	7.0	4.18	6.79
—	0.06	0.02	0.21	Tr	5.79	78	82	118	5.6	1.2	0.57	1.50
—	0.04	0.02	0.40	—	10.46	18	5	107	2.8	0.9	0.49	Tr
—	0.02	0.06	0.30	—	4.50	23	35	92	3.2	0.6	0.24	0.73
—	0.02	0.02	0.14	Tr	1.06	5	42	117	3.7	0.4	0.28	tr
180	0.02	0.04	0.40	—	27.63	156	288	82	81.1	6.1	2.76	2.51
—	0.13	0.07	0.80	—	27.84	77	284	553	26.5	16.5	3.69	6.65
30	0.04	0.05	0.20	—	23.38	313	309	94	20.6	6.4	2.52	1.75
25	0.02	0.05	0.40	Tr	13.00	447	174	137	329.0	7.1	1.84	7.12
60	0.02	0.03	0.40	—	17.80	319	180	42	373.8	5.3	1.74	6.73
280	0.22	0.12	0.91	Tr	46.55	239	494	877	7.4	11.7	4.08	2.26
130	0.25	0.11	2.00	—	10.95	81	337	787	3.2	6.5	2.18	4.28
80	0.16	0.11	2.00	—	14.36	74	305	860	2.2	7.4	2.20	3.80

食物名称	可食部 /%	水分 /g	能量 /kcal	蛋白质 /g	脂肪 /g	碳水化合物 /g	不溶性膳食纤维 /g	胆固醇 /mg	维生素 A/μgRAE
花豆（干、红）	100	14.8	328	19.1	1.3	62.7	5.5	0	36
花豆（干、紫）	97	13.2	330	17.2	1.4	65.8	7.4	0	23
芸豆（干、白）	100	14.4	315	23.4	1.4	57.2	9.8	0	—
芸豆（干、红）	100	11.1	331	21.4	1.3	62.5	8.3	0	15
蚕豆（干）	100	13.2	338	21.6	1.0	61.5	1.7	0	—
扁豆（干）	100	9.9	339	25.3	0.4	61.9	6.5	0	3
豇豆（干）	100	10.9	336	19.3	1.2	65.6	7.1	0	5
豌豆（干）	100	10.4	334	20.3	1.1	65.8	10.4	0	21

注：Tr 表示未检出或微量，低于目前应用的检测方法的检出限或未检出。

杨月欣，中国疾病预防控制中心营养与健康所. 中国食物成分表：标准版（第一册）. 6 版. 北京：北京大学医学出版社，2018.

附表 1-4　蔬菜类

食物名称	可食部 /%	水分 /g	能量 /kcal	蛋白质 /g	脂肪 /g	碳水化合物 /g	不溶性膳食纤维 /g	胆固醇 /mg	维生素 A/μgRAE
白萝卜	95	94.6	16	0.7	0.1	4.0	—	0	Tr
红萝卜	97	93.8	22	1.0	0.1	4.6	0.8	0	Tr
豆角	96	90.0	34	2.5	0.2	6.7	2.1	0	17
四季豆	96	91.3	31	2.0	0.4	5.7	1.5	0	35
豌豆尖	100	42.1	225	3.1	Tr	53.9	1.3	0	226
黄豆芽	100	88.8	47	4.5	1.6	4.5	1.5	0	3
绿豆芽	100	95.3	16	1.7	0.1	2.6	1.2	0	1
茄子（代表值）	93	93.4	23	1.1	0.2	4.9	1.3	0	4
番茄	97	95.2	15	0.9	0.2	3.3	—	0	31
辣椒（青、尖）	91	93.4	22	0.8	0.3	5.2	—	0	8
甜椒	82	94.6	18	1.0	0.2	3.8	—	0	6
油菜	96	95.6	14	1.3	0.5	2.0	—	0	90
圆白菜	86	93.2	24	1.5	0.2	4.6	1.0	0	6
西兰花	83	91.6	27	3.5	0.6	3.7	—	0	13
菠菜	89	91.2	28	2.6	0.3	4.5	1.7	0	243

（续表）

胡萝卜素/μg	硫胺素/mg	核黄素/mg	烟酸/mg	维生素C/mg	维生素E/mg	钙/mg	磷/mg	钾/mg	钠/mg	铁/mg	锌/mg	硒/μg
430	0.25	—	3.00	—	6.13	38	48	358	12.5	0.3	1.27	19.05
280	0.14	—	2.70	—	9.64	221	169	641	19.6	5.9	3.40	74.06
—	0.18	0.26	2.40	—	6.16	—	—	—	—	—	—	—
180	0.18	0.09	2.00	—	7.74	176	218	1215	0.6	5.4	2.07	4.61
—	0.09	0.13	1.90	2.0	1.60	31	418	1117	86.0	8.2	3.42	1.30
30	0.26	0.45	2.60	—	1.86	137	218	439	2.3	19.2	1.90	32.00
60	0.16	0.08	1.90	—	8.61	40	344	737	6.8	7.1	3.04	5.74
250	0.49	0.14	2.40	—	8.47	97	259	823	9.7	4.9	2.35	1.69

胡萝卜素/μg	硫胺素/mg	核黄素/mg	烟酸/mg	维生素C/mg	维生素E/mg	钙/mg	磷/mg	钾/mg	钠/mg	铁/mg	锌/mg	硒/μg
Tr	0.02	0.01	0.14	19.0	Tr	47	16	167	54.3	0.2	0.14	0.12
Tr	0.05	0.02	0.10	3.0	1.20	11	26	110	62.7	2.8	0.69	Tr
200	0.05	0.07	0.90	18.0	2.24	29	55	207	3.4	1.5	0.54	2.16
210	0.04	0.07	0.4	6.0	1.24	42	51	123	8.6	1.5	0.23	0.43
2710	0.07	0.23	Tr	11.0	0.22	17	65	160	3.2	5.1	0.93	1.94
30	0.04	0.07	0.60	8.0	0.80	21	74	160	7.2	0.9	0.54	0.96
11	0.02	0.02	0.35	4.0	Tr	14	19	32	25.8	0.3	0.20	0.27
50	0.02	0.04	0.60	5.0	1.13	24	23	142	5.4	0.5	0.23	0.48
375	0.02	0.01	0.49	14.0	0.42	4	24	179	9.7	0.2	0.12	Tr
98	0.02	0.02	0.62	59.0	0.38	11	20	154	7.0	0.3	0.21	0.02
76	0.02	0.02	0.39	130.0	0.41	—	—	—	—	—	—	0.38
1083	0.02	0.05	0.55	—	Tr	148	23	175	73.7	0.9	0.31	0.73
70	0.03	0.03	0.40	40.0	0.50	49	26	124	27.2	0.6	0.25	0.96
151	0.06	0.08	0.73	56.0	0.76	50	61	179	46.7	0.9	0.46	0.43
2920	0.04	0.11	0.60	32.0	1.74	66	47	311	85.2	2.9	0.85	0.97

食物名称	可食部/%	水分/g	能量/kcal	蛋白质/g	脂肪/g	碳水化合物/g	不溶性膳食纤维/g	胆固醇/mg	维生素 A/µgRAE
芹菜茎	67	93.1	22	1.2	0.2	4.5	1.2	0	28
香菜	81	90.5	33	1.8	0.4	6.2	1.2	0	97
莴笋	62	95.5	15	1.0	0.1	2.8	0.6	0	13
生菜	94	96.7	12	1.6	0.4	1.1	—	0	2
油麦菜	81	95.9	12	1.1	0.4	2.1	—	0	63
山药（鲜）	83	84.8	57	1.9	0.2	12.4	0.8	0	3
姜（鲜）	95	87.0	46	1.3	0.6	10.3	2.7	0	14

注：Tr 表示未检出或微量，低于目前应用的检测方法的检出限或未检出。
杨月欣，中国疾病预防控制中心营养与健康所. 中国食物成分表：标准版（第一册）. 6 版. 北京：北京大学医学出版社，2018.

附表 1-5　水果类及制品

食物名称	可食部/%	水分/g	能量/kcal	蛋白质/g	脂肪/g	碳水化合物/g	不溶性膳食纤维/g	胆固醇/mg	维生素 A/µgRAE
苹果（代表值）	85	86.1	53	0.4	0.2	13.7	1.7	0	4
苹果（罐头）	100	89.2	41	0.2	0.2	10.3	1.3	0	—
梨（代表值）	82	85.9	51	0.3	0.1	13.1	2.6	0	2
梨（糖水罐头）	100	90.4	36	0.5	0.2	8.8	1.4	0	—
桃（代表值）	89	88.9	42	0.6	0.1	10.1	1.0	0	2
桃（糖水罐头）	100	84.9	60	0.3	0.2	14.5	—	0	—
李子	91	90.0	38	0.7	0.2	8.7	0.9	0	13
杏	91	89.4	38	0.9	0.1	9.1	1.3	0	38
杏（罐头）	100	89.2	40	0.6	0.2	9.7	1.4	0	36
枣（鲜）	87	67.4	125	1.1	0.3	30.5	1.9	0	20
枣（干）	80	26.9	276	3.2	0.5	67.8	6.2	0	1
樱桃	80	88.0	46	1.1	0.2	10.2	0.3	0	18
葡萄（代表值）	86	88.5	45	0.4	0.3	10.3	1.0	0	3
葡萄干	100	11.6	344	2.5	0.4	83.4	1.6	0	—
石榴（代表值）	57	79.2	72	1.3	0.2	18.5	4.9	0	—
柿	87	80.6	74	0.4	0.1	18.5	1.4	0	10
桑葚（代表值）	100	82.8	57	1.7	0.4	13.8	4.1	0	3
中华猕猴桃（毛叶）	83	83.4	61	0.8	0.6	14.5	2.6	0	11

（续表）

萝卜素/μg	硫胺素/mg	核黄素/mg	烟酸/mg	维生素C/mg	维生素E/mg	钙/mg	磷/mg	钾/mg	钠/mg	铁/mg	锌/mg	硒/μg
340	0.02	0.06	0.40	8.0	1.32	80	38	206	159.0	1.2	0.24	0.57
1160	0.04	0.14	2.20	48.0	0.80	101	49	272	48.5	2.9	0.45	0.53
150	0.02	0.02	0.50	4.0	0.19	23	48	212	36.5	0.9	0.33	0.54
26	0.02	0.01	—	Tr	Tr	14	12	91	16.1	0.2	0.12	0.04
751	0.03	0.07	0.56	2.0	0.45	60	26	164	32.0	0.5	0.24	0.16
20	0.05	0.02	0.30	5.0	0.24	16	34	213	18.6	0.3	0.27	0.55
170	0.02	0.03	0.80	4.0	—	27	25	295	14.9	1.4	0.34	0.56

萝卜素/μg	硫胺素/mg	核黄素/mg	烟酸/mg	维生素C/mg	维生素E/mg	钙/mg	磷/mg	钾/mg	钠/mg	铁/mg	锌/mg	硒/μg
50	0.02	0.02	0.20	3.0	0.43	4	7	83	1.3	0.3	0.04	0.10
—	—	—	—	—	—	26	8	50	6.2	0.7	0.20	4.64
20	0.03	0.03	0.20	5.0	0.46	7	14	85	1.7	0.4	0.10	0.29
—	0.02	0.04	0.20	Tr	0.02	2	3	15	2.1	0.3	0.19	Tr
20	0.01	0.02	0.30	10.0	0.71	6	11	127	1.7	0.3	0.14	0.47
—	Tr	0.04	0.20	Tr	0.75	3	9	63	2.7	0.1	0.25	—
150	0.03	0.02	0.40	5.0	0.74	8	11	144	3.8	0.6	0.14	0.23
450	0.02	0.03	0.60	4.0	0.95	14	15	226	2.3	0.6	0.20	0.20
430	Tr	—	—	Tr	1.32	6	8	26	22.3	2.1	0.35	4.13
240	0.06	0.09	0.90	243.0	0.78	22	23	375	1.2	1.2	1.52	0.80
10	0.04	0.16	0.90	14.0	3.04	64	51	524	6.2	2.3	0.65	1.02
210	0.02	0.02	0.60	10.0	2.22	11	27	232	8.0	0.4	0.23	0.21
40	0.03	0.02	0.25	4.0	0.86	9	13	127	1.9	0.4	0.16	0.11
—	0.09	—	—	5.0	—	52	90	995	19.1	9.1	0.18	2.74
—	0.05	0.03	—	8.0	3.72	6	70	231	0.7	0.2	0.19	—
120	0.02	0.02	0.30	30	1.12	9	23	151	0.8	0.2	0.08	0.24
30	0.02	0.06	—	—	9.87	37	33	32	2.0	0.4	0.26	5.65
130	0.05	0.02	0.30	62.0	2.43	27	26	144	10.0	1.2	0.57	0.28

食物名称	可食部 /%	水分 /g	能量 /kcal	蛋白质 /g	脂肪 /g	碳水化合物 /g	不溶性膳食纤维 /g	胆固醇 /mg	维生素 A /μgRAE
草莓	97	91.3	32	1.0	0.2	7.1	1.1	0	3
无花果	100	81.3	65	1.5	0.1	16.0	3.0	0	3
无花果（干）	100	11.5	361	3.6	4.3	77.8	—	0	1
橙	74	87.4	48	0.8	0.2	11.1	0.6	0	13
柚	69	89.0	42	0.8	0.2	9.5	0.4	0	1
柠檬	66	91.0	37	1.1	1.2	6.2	1.3	0	Tr
芭蕉	68	68.9	115	1.2	0.1	28.9	3.1	0	—
菠萝	68	88.4	44	0.5	0.1	10.8	1.3	0	2
桂圆	50	81.4	71	1.2	0.1	16.6	0.4	0	2
桂圆（干）	37	26.9	277	5.0	0.2	64.8	2.0	0	—
荔枝	73	81.9	71	0.9	0.2	16.6	0.5	0	1
芒果	60	90.6	35	0.6	0.2	8.3	1.3	0	75
椰子	33	51.8	241	4.0	12.1	31.3	4.7	0	—
火龙果	69	84.8	55	1.1	0.2	13.3	1.6	0	Tr
榴莲	37	64.5	150	2.6	3.3	28.3	1.7	0	2
山竹	25	81.2	72	0.4	0.2	18.0	0.4	0	Tr
香蕉（红皮）	70	77.1	86	1.1	0.2	20.8	—	0	3
哈密瓜	71	91.0	34	0.5	0.1	7.9	0.2	0	77
西瓜（代表值）	59	92.3	31	0.5	0.3	6.8	0.2	0	14

注：Tr 表示未检出或微量，低于目前应用的检测方法的检出限或未检出。
杨月欣，中国疾病预防控制中心营养与健康所. 中国食物成分表：标准版（第一册）. 6 版. 北京：北京大学医学出版社，2018.

附表 1-6　坚果、种子类

食物名称	可食部 /%	水分 /g	能量 /kcal	蛋白质 /g	脂肪 /g	碳水化合物 /g	不溶性膳食纤维 /g	胆固醇 /mg	维生素 A /μgRAE
核桃（鲜）	43	49.8	336	12.8	29.9	6.1	4.3	0	—
核桃（干）	43	5.2	646	14.9	58.8	19.1	9.5	0	3
山核桃（干）	24	2.2	616	18.0	50.4	26.2	7.4	0	3
栗子（熟）	78	46.6	214	4.8	1.5	46.0	1.2	0	20
栗子（鲜）	80	52.0	188	4.2	0.7	42.2	1.7	0	16

（续表）

萝卜素/μg	硫胺素/mg	核黄素/mg	烟酸/mg	维生素C/mg	维生素E/mg	钙/mg	磷/mg	钾/mg	钠/mg	铁/mg	锌/mg	硒/μg
30	0.02	0.03	0.30	47.0	0.71	18	27	131	4.2	1.8	0.14	0.70
30	0.03	0.02	0.10	2.0	1.82	67	18	212	5.5	0.1	1.42	0.67
6	0.13	0.07	0.79	5.2	—	363	67	898	10.0	4.5	0.80	—
160	0.05	0.04	0.30	33.0	0.56	20	22	159	1.2	0.4	0.14	0.31
10	—	0.03	0.30	23.0	—	4	24	119	3.0	0.3	0.40	0.70
Tr	0.05	0.02	0.60	22.0	1.14	101	22	209	1.1	0.8	0.65	0.50
—	0.02	0.02	0.60	—	—	6	18	330	1.3	0.3	0.16	0.81
20	0.04	0.02	0.20	18.0	—	12	9	113	0.8	0.6	0.14	0.24
20	0.01	0.14	1.30	43.0	—	6	30	248	3.9	0.2	0.40	0.83
—	—	0.39	1.30	12.0	—	38	206	1348	3.3	0.7	0.55	12.4
10	0.10	0.04	1.10	41.0	—	2	24	151	1.7	0.4	0.17	0.14
897	0.01	0.04	0.30	23.0	1.21	—	11	138	2.8	0.2	0.09	1.44
—	0.01	0.01	0.50	6.0	—	2	90	475	55.6	1.8	0.92	—
Tr	0.03	0.02	0.22	3.0	0.14	7	35	20	2.7	0.3	0.29	0.03
20	0.20	0.13	1.19	2.8	2.28	4	38	261	2.9	0.3	0.16	3.26
Tr	0.08	0.02	0.30	1.2	0.36	11	9	48	3.8	0.3	0.06	0.54
36	0.02	0.02	0.51	4.9	0.20	9	17	208	3.2	0.2	0.04	0.07
920	—	0.01	—	12.0	—	4	19	190	26.7	Tr	0.13	1.10
173	0.02	0.04	0.30	5.7	0.11	7	12	97	3.3	0.4	0.09	0.09

萝卜素/μg	硫胺素/mg	核黄素/mg	烟酸/mg	维生素C/mg	维生素E/mg	钙/mg	磷/mg	钾/mg	钠/mg	铁/mg	锌/mg	硒/μg
—	0.07	0.14	1.40	10.0	41.17	—	—	—	—	—	—	—
30	0.15	0.14	0.90	1.0	43.21	56	294	385	6.4	2.7	2.17	4.62
30	0.16	0.09	0.50	—	65.55	57	521	237	250.7	6.8	6.42	0.87
240	0.19	0.13	1.20	36.0	—	15	91	—	—	1.7	—	—
190	0.14	0.17	0.80	24.0	4.56	17	89	442	13.9	1.1	0.57	1.13

食物名称	可食部 / %	水分 / g	能量 / kcal	蛋白质 / g	脂肪 / g	碳水化合物 / g	不溶性膳食纤维 / g	胆固醇 / mg	维生素 A / μgRAE
松子（炒）	31	3.6	644	14.1	58.5	21.4	12.4	0	3
开心果（熟）	82	0.8	631	20.6	53.0	21.9	8.2	0	—
榛子（熟）	66	2.2	642	12.5	57.3	25.6	12.9	0	—
腰果（熟）	100	2.1	615	24.0	50.9	20.4	10.4	0	4
花生（炒）	71	4.1	601	21.7	48.0	23.8	6.3	0	5
葵花子（炒）	52	2.0	625	22.6	52.8	17.3	4.8	0	3
莲子（干）	100	9.5	350	17.2	2.0	67.2	3.0	0	
南瓜子（炒）	68	4.1	582	36.0	46.1	7.9	4.1	0	
西瓜子（炒）	43	4.3	582	32.7	44.8	14.2	4.5	0	—
芝麻子（白）	100	5.3	536	18.4	39.6	31.5	9.8	0	—
芝麻子（黑）	100	5.7	559	19.1	46.1	24.0	14.0	0	

注：Tr 表示未检出或微量，低于目前应用的检测方法的检出限或未检出。
杨月欣，中国疾病预防控制中心营养与健康所. 中国食物成分表：标准版（第一册）. 6 版. 北京：北京大学医学出版社，2018.

附表 1-7　菌藻类

食物名称	可食部 / %	水分 / g	能量 / kcal	蛋白质 / g	脂肪 / g	碳水化合物 / g	不溶性膳食纤维 / g	胆固醇 / mg	维生素 A / μgRAE
金针菇（鲜）	100	90.2	32	2.4	0.4	6.0	2.7	0	3
木耳（干）	100	15.5	265	12.1	1.5	65.6	29.9	0	8
平菇（糙皮侧耳）	93	92.5	24	1.9	0.3	4.6	2.3	0	1
香菇（鲜）	100	91.7	26	2.2	0.3	5.2	3.3	0	—
香菇（干）	95	12.3	274	20.0	1.2	61.7	31.6	0	2
银耳（干）	96	14.6	261	10.0	1.4	67.3	30.4	0	4
牛肝菌（白）	93	90.2	35	4.0	0.4	4.5	1.5	0	Tr
牛肝菌（黑）	95	90.6	32	3.6	0.2	4.8	1.6	0	Tr
海带（鲜）	100	94.4	13	1.2	0.1	2.1	0.5	0	—
紫菜（干）	100	12.7	250	26.7	1.1	44.1	21.6	0	114
裙带菜（干）	100	9.2	219	25.0	1.7	41.5	31.1	0	186

注：Tr 表示未检出或微量，低于目前应用的检测方法的检出限或未检出。
杨月欣，中国疾病预防控制中心营养与健康所. 中国食物成分表：标准版（第一册）. 6 版. 北京：北京大学医学出版社，2018.

（续表）

萝卜素/μg	硫胺素/mg	核黄素/mg	烟酸/mg	维生素C/mg	维生素E/mg	钙/mg	磷/mg	钾/mg	钠/mg	铁/mg	锌/mg	硒/μg
30	—	0.11	3.80	Tr	25.20	161	227	612	3.0	5.2	5.49	0.62
—	0.45	0.10	1.10	—	19.36	108	468	735	756.4	4.4	3.11	6.50
—	0.17	0.11	1.00	—	22.81	95	369	1001	9.4	3.8	2.25	2.02
49	0.24	0.13	1.30	—	6.70	19	639	680	35.7	7.4	5.30	10.93
60	0.13	0.12	18.90	Tr	12.94	47	326	563	34.8	1.5	2.03	3.90
30	0.43	0.26	4.8	Tr	26.46	72	564	491	1322.0	6.1	5.91	2.00
—	0.16	0.08	4.2	5.0	2.71	97	550	846	5.1	3.6	2.78	3.36
—	0.08	0.16	3.3	—	27.28	37	—	672	15.8	6.5	7.12	27.03
—	0.04	0.08	3.4	Tr	1.23	28	765	612	187.7	8.2	6.76	23.44
—	0.36	0.26	3.8	—	38.28	620	513	266	32.2	14.1	4.21	4.06
—	0.66	0.25	5.9	—	50.40	780	516	358	8.3	22.7	6.13	4.70

萝卜素/μg	硫胺素/mg	核黄素/mg	烟酸/mg	维生素C/mg	维生素E/mg	钙/mg	磷/mg	钾/mg	钠/mg	铁/mg	锌/mg	硒/μg
30	0.15	0.19	4.10	2.0	1.14	—	97	195	4.3	1.4	0.39	0.28
100	0.17	0.44	2.50	—	11.34	247	292	757	48.5	97.4	3.18	3.72
10	0.06	0.16	3.10	4.0	0.79	5	86	258	3.8	1.0	0.61	1.07
—	Tr	0.08	2.00	1.0	—	2	53	20	1.4	0.3	0.66	2.58
20	0.19	1.26	20.50	5.0	0.66	83	258	464	11.2	10.5	8.57	6.42
50	0.05	0.25	5.30	—	1.26	36	369	1588	82.1	4.1	3.03	2.95
Tr	0.14	1.11	2.10	—	8.93	5	68	301	2.1	2.1	0.98	0.25
Tr	0.07	0.31	6.60	—	—	2	60	291	1.3	2.1	1.19	0.34
—	0.02	0.15	1.30	Tr	1.85	46	22	246	8.6	0.9	0.16	9.54
1370	0.27	1.02	7.30	2.0	1.82	264	350	1796	710.5	54.9	2.47	7.22
2230	0.02	0.07	Tr	—	Tr	947	305	335	4411.6	16.4	2.62	15.88

附表 1-8　畜禽肉类

食物名称	可食部/%	水分/g	能量/kcal	蛋白质/g	脂肪/g	碳水化合物/g	不溶性膳食纤维/g	胆固醇/mg	维生素A/μgRAE
猪肉（代表值）	91	54.9	331	15.1	30.1	0	0	86	15
腊肉（生）	100	31.1	498	11.8	48.8	2.9	0	123	96
香肠	100	19.2	508	24.1	40.7	11.2	0	82	Tr
火腿肠（双汇牌）	100	61.5	215	12.1	14.6	8.8	0	13	56
牛肉（代表值）	100	69.8	160	20.0	8.7	0.5	0	58	3
牦牛肉	100	70.9	119	23.1	1.4	3.4	0	63	1
羊肉（代表值）	100	72.5	139	18.5	6.5	1.6	0	82	8
鸡肉（代表值）	63	70.5	145	20.3	6.7	0.9	0	106	92
鸭肉（代表值）	68	63.9	240	15.5	19.7	0.2	0	94	52
鹅肉	63	61.4	251	17.9	19.9	0	0	74	42
鸽肉	42	66.6	201	16.5	14.2	1.7	0	99	53

注：Tr 表示未检出或微量，低于目前应用的检测方法的检出限或未检出。
杨月欣，中国疾病预防控制中心营养与健康所. 中国食物成分表：标准版（第一册）. 6 版. 北京：北京大学医学出版社，2018.

附表 1-9　鱼类

食物名称	可食部/%	水分/g	能量/kcal	蛋白质/g	脂肪/g	碳水化合物/g	不溶性膳食纤维/g	胆固醇/mg	维生素A/μgRAE
草鱼	58	77.3	113	16.6	5.2	0	0	86	11
鲤鱼	54	76.7	109	17.6	4.1	0.5	0	84	25
鲢鱼	61	77.4	104	17.8	3.6	0	0	99	20
鲫鱼	54	75.4	108	17.1	2.7	3.8	0	130	17
鲈鱼	58	76.5	105	18.6	3.4	0	0	86	19
基围虾	60	75.2	101	18.2	1.4	3.9	0	181	—
河蟹	42	75.8	103	17.5	2.6	2.3	0	267	389
鲍鱼	65	77.5	84	12.6	0.8	6.6	0	242	24
生蚝	100	87.1	57	10.9	1.5	0	0	94	—
扇贝（鲜）	35	84.2	60	11.1	0.6	2.6	0	140	Tr
蛤蜊（代表值）	39	84.1	62	10.1	1.1	2.8	0	156	21
螺（代表值）	41	73.6	100	15.7	1.2	6.6	0	—	26
墨鱼（干）	82	24.8	287	65.3	1.9	2.1	0	316	Tr
鱿鱼（水浸）	98	81.4	75	17.0	0.8	0	0	—	16

注：Tr 表示未检出或微量，低于目前应用的检测方法的检出限或未检出。
杨月欣，中国疾病预防控制中心营养与健康所. 中国食物成分表：标准版（第一册）. 6 版. 北京：北京大学医学出版社，2018.

萝卜素/μg	硫胺素/mg	核黄素/mg	烟酸/mg	维生素C/mg	维生素E/mg	钙/mg	磷/mg	钾/mg	钠/mg	铁/mg	锌/mg	硒/μg
0	0.30	0.13	4.10	Tr	0.67	6	121	218	56.8	1.3	1.78	7.90
0	—	—	—	Tr	6.23	22	249	416	763.9	7.5	3.49	23.52
—	0.48	0.11	4.40	—	1.05	14	198	453	2309.2	5.8	7.61	8.77
—	0.04	0.11	1.78	—	0.65	19	157	130	1119.5	1.8	0.70	4.84
0	0.04	0.11	4.15	Tr	0.68	5	182	212	64.1	1.8	4.70	3.15
0	0.05	0.22	4.44	Tr	0.68	28	208	37	25.8	3.6	3.45	0.98
0	0.07	0.16	4.41	Tr	0.48	16	161	300	89.9	3.9	3.52	5.95
0	0.06	0.07	7.54	Tr	1.34	13	166	249	62.8	1.8	1.46	11.92
0	0.08	0.22	4.20	Tr	0.27	6	122	191	69.0	2.2	1.33	12.25
0	0.07	0.23	4.90	Tr	0.22	4	144	232	58.8	3.8	1.36	17.68
0	0.06	0.20	6.90	Tr	0.99	30	136	334	63.6	3.8	0.82	11.08

萝卜素/μg	硫胺素/mg	核黄素/mg	烟酸/mg	维生素C/mg	维生素E/mg	钙/mg	磷/mg	钾/mg	钠/mg	铁/mg	锌/mg	硒/μg
0	0.04	0.11	2.80	Tr	2.03	38	203	312	46.0	0.8	0.87	6.66
0	0.03	0.09	2.70	Tr	1.27	50	204	334	53.7	1.0	2.08	15.38
0	0.03	0.07	2.50	Tr	1.23	53	190	277	57.5	1.4	1.17	15.68
0	0.04	0.09	2.50	Tr	0.68	79	193	290	41.2	1.3	1.94	14.31
0	0.03	0.17	3.10	Tr	0.75	138	242	205	144.1	2.0	2.83	33.06
—	0.02	0.07	2.90	Tr	1.69	83	139	250	172.0	2.0	1.18	39.70
—	0.06	0.28	1.70	Tr	6.09	126	182	1810	193.5	2.9	3.68	56.72
—	0.01	0.16	0.20	Tr	2.20	266	77	136	2011.7	22.6	1.75	21.38
—	0.04	0.13	1.50	Tr	0.13	35	100	375	270.0	5.0	71.20	41.40
—	Tr	0.10	0.20	Tr	11.85	142	132	122	339.0	7.2	11.69	20.22
—	0.01	0.13	1.50	Tr	2.41	133	128	140	425.7	10.9	2.38	54.31
—	0.03	0.40	1.80	Tr	7.58	722	118	167	153.3	7.0	4.60	37.94
—	0.02	0.05	3.60	Tr	6.73	82	413	1261	1744.0	23.9	10.02	104.40
—	Tr	0.03	—	Tr	0.94	43	60	16	134.7	0.5	1.36	13.65

附表 1-10　蛋类

食物名称	可食部/%	水分/g	能量/kcal	蛋白质/g	脂肪/g	碳水化合物/g	不溶性膳食纤维/g	胆固醇/mg	维生素 A/µgRAE
鸡蛋（代表值）	87	75.2	581	13.1	8.6	2.4	0	648	255
鸡蛋（藏鸡蛋）	86	72.7	162	12.6	11.3	2.4	0	—	—
荷包蛋（油煎）	100	68.6	195	13.5	15.0	1.4	0	—	248
荷包蛋（煮）	100	74.9	155	12.3	11.7	0.2	0	—	158
鸭蛋	87	70.3	180	12.6	13.0	3.1	0	565	261
鸭蛋（咸鸭蛋，煮）	88	61.3	190	12.7	12.7	6.3	0	647	134
鹅蛋	87	69.3	196	11.1	15.6	2.8	0	704	192
鹌鹑蛋	86	73.0	160	12.8	11.1	2.1	0	515	337

注：Tr 表示未检出或微量，低于目前应用的检测方法的检出限或未检出。

杨月欣，中国疾病预防控制中心营养与健康所. 中国食物成分表：标准版（第一册）. 6 版. 北京：北京大学医学出版社，2018.

附表 1-11　乳类及制品

食物名称	可食部/%	水分/g	能量/kcal	蛋白质/g	脂肪/g	碳水化合物/g	不溶性膳食纤维/g	胆固醇/mg	维生素 A/µgRAE
纯牛奶（代表值）	100	87.6	65	3.3	3.6	4.9	0	17	54
鲜牛奶（代表值）	100	87.1	67	3.4	3.7	5.1	0	21	73
人乳	100	87.6	65	1.3	3.4	7.4	0	11	11
羊乳	100	88.9	59	1.5	3.5	5.4	0	31	84
全脂奶粉（代表值）	100	2.6	482	19.9	22.3	50.5	—	79	380
低脂奶粉（代表值）	100	3.6	425	23.7	11.9	55.9	—	49	625
儿童配方奶粉（代表值）	100	3.8	454	19.0	17.3	56.1	1.1	—	453
孕产妇配方奶粉（代表值）	100	3.0	413	22.0	9.8	60.5	2.9	—	524
中老年配方奶粉（代表值）	100	3.5	424	21.8	12.8	55.7	0.9	—	491
酸奶（代表值）	100	81.0	86	2.8	2.6	12.9	—	8	23
奶酪（干酪）	100	43.5	328	25.7	23.5	3.5	—	11	152
奶油	100	0.7	879	0.7	97.0	0.9	0	209	297

胡萝卜素/μg	硫胺素/mg	核黄素/mg	烟酸/mg	维生素C/mg	维生素E/mg	钙/mg	磷/mg	钾/mg	钠/mg	铁/mg	锌/mg	硒/μg
—	0.09	0.20	0.20	Tr	1.14	56	130	154	131.5	1.6	0.89	13.96
—	0.07	0.44	—	Tr	1.54	57	177	73	119.2	2.8	1.52	5.70
—	0.06	0.52	0.10	Tr	—	55	194	132	353.0	1.6	—	—
21	0.06	0.40	0.10	Tr	—	55	200	100	110.0	2.2	—	—
—	0.17	0.35	0.20	Tr	4.98	62	226	135	106.0	2.9	1.67	15.68
—	0.16	0.33	0.04	Tr	2.85	52	212	226	1131.0	2.1	1.50	32.76
—	0.08	0.30	0.40	Tr	4.50	34	130	74	90.6	4.1	1.43	27.24
—	0.11	0.49	0.10	Tr	3.08	47	180	138	106.6	3.2	1.61	25.48

胡萝卜素/μg	硫胺素/mg	核黄素/mg	烟酸/mg	维生素C/mg	维生素E/mg	钙/mg	磷/mg	钾/mg	钠/mg	铁/mg	锌/mg	硒/μg
—	0.03	0.12	0.11	Tr	0.13	107	90	180	63.7	0.3	0.28	1.34
—	0.02	0.12	—	Tr	0.11	113	103	127	120.3	0.3	0.24	—
—	0.01	0.04	0.20	5.0	—	30	13	—	—	0.1	0.28	—
—	0.04	0.12	2.10	—	0.19	82	98	135	20.6	0.5	0.29	1.75
—	0.13	1.90	0.50	23.6	0.48	928	513	777	352.0	4.6	3.93	12.09
—	0.55	1.33	—	55.0	10.00	1365	918	1154	378.5	10.3	6.00	8.36
82	0.52	0.81	3.75	38.6	10.00	705	493	797	317.3	6.8	5.75	7.80
84	0.88	1.15	6.66	95.6	—	903	541	899	334.5	13.1	7.59	8.00
63	0.59	1.01	16.60	55.5	11.25	1137	630	895	427.5	7.7	4.75	19.00
—	0.03	0.12	0.09	1.3	0.12	128	76	150	37.7	0.3	0.43	1.30
—	0.06	0.91	0.60	—	0.60	799	326	75	584.6	2.4	6.97	1.50
Tr	Tr	0.01	0	Tr	1.99	14	11	226	268.0	1.0	0.09	0.70

食物名称	可食部 / %	水分 / g	能量 / kcal	蛋白质 / g	脂肪 / g	碳水化合物 / g	不溶性膳食纤维 / g	胆固醇 / mg	维生素 A / μgRAE
黄油	100	0.5	888	1.4	98.0	0	0	296	—
酥油	100	14.0	718	0.7	74.9	10.3	0	193	384
酥油茶（原味）	100	3.7	465	3.0	17.7	73.3	0	3	Tr
奶片	100	3.7	472	13.3	20.2	59.3	0	65	75

注：Tr 表示未检出或微量，低于目前应用的检测方法的检出限或未检出。

杨月欣，中国疾病预防控制中心营养与健康所. 中国食物成分表：标准版（第一册）. 6 版. 北京：北京大学医学出版社，2018.

（续表）

胡萝卜素/μg	硫胺素/mg	核黄素/mg	烟酸/mg	维生素C/mg	维生素E/mg	钙/mg	磷/mg	钾/mg	钠/mg	铁/mg	锌/mg	硒/μg
—	—	0.02	—	—	—	35	8	39	40.3	0.8	0.11	1.60
—	0.01	0.07	1.03	Tr	1.88	26	20	29	26.0	1.8	0.24	0.69
—	Tr	0.14	2.24	Tr	5.13	27	304	620	265.0	2.2	0.83	0.69
—	0.05	0.20	1.60	5.0	0.05	269	427	356	179.7	1.6	3.00	12.10

附录2　高原地区居民膳食设计食谱举例

附表 2-1　成年女性一日食谱（一）

餐次	菜肴名称	食物和用量
早餐	糌粑	糌粑粉（30 g）、酥油茶（50 ml）、糖（10 g）
	鸡蛋	鸡蛋（40 g）
	苹果	苹果（200 g）
加餐	核桃	核桃（2 个；1 个核桃 15 g，可食部 6 g）
	酸奶	酸奶（100 ml）
午餐	米饭	大米（50 g）
	青椒土豆丝	青椒（50 g）、土豆（100 g）
	大白菜炒牦牛肉	牦牛肉（70 g）、大白菜（30 g）
	胡萝卜红烧肉	胡萝卜（50 g）、猪肉（50 g）
	青菜豆腐汤	青菜（30 g）、豆腐（30 g）
加餐	香蕉	香蕉（150 g，可食部 89 g）
	牛奶	牛奶（200 ml）
晚餐	青菜牛肉面	青菜（100 g）、牦牛肉（40 g）、面（50 g）
	清炒菠菜	菠菜（150 g）
	玉米	玉米（142 g，可食部 87 g）

其他提示： 主动足量饮水，每日 7～8 杯水；阅读食品标签，选择低钠、低糖、低油 / 低脂、低反式脂肪酸食品；如添加糖，摄入量最好低于 25 g；如饮酒，摄入酒精量不超过 15 g；吃动平衡，每周进行至少 150 分钟的中等强度身体活动。

注： 该膳食设计基于 1980 kcal 能量需要量的平衡膳食模式，适用于 18 岁以上轻度或中度身体活动水平的人群。该能量需要量仅是估计值，您需要监测您的体重变化情况，判断是否需要调整能量摄入。

附表 2-2　成年女性一日食谱（二）

餐次	菜肴名称	食物和用量
早餐	藏面	碱水面（100 g）、骨汤（100 ml）
	鸡蛋	鸡蛋（40 g）
	甜茶	甜茶（400 ml）
加餐	苹果	苹果（200 g）
	酸奶	酸奶（100 ml）
午餐	米饭	大米（50 g）
	青椒土豆丝	青椒（50 g）、土豆（100 g）
	大白菜炒牦牛肉	牦牛肉（70 g）、大白菜（30 g）
	胡萝卜红烧肉	胡萝卜（50 g）、猪肉（50 g）
	青菜豆腐汤	青菜（30 g）、豆腐（30 g）
加餐	香蕉	香蕉（150 g，可食部 89 g）
	牛奶	牛奶（200 ml）
晚餐	饺子	面粉（35 g）、猪肉（30 g）、白菜（10 g）
	炝炒莲花白	莲花白（150 g）
	红薯	红薯（300 g）

其他提示： 主动足量饮水，每日 7～8 杯水；阅读食品标签，选择低钠、低糖、低油 / 低脂、低反式脂肪酸食品；如添加糖，摄入量最好低于 25 g；如饮酒，摄入酒精量不超过 15 g；吃动平衡，每周进行至少 150 分钟的中等强度身体活动。

注： 该膳食设计基于 1980 kcal 能量需要量的平衡膳食模式，适用于 18 岁以上轻度或中度身体活动水平的人群。该能量需要量仅是估计值，您需要监测您的体重变化情况，判断是否需要调整能量摄入。

附表 2-3　成年女性一日食谱（三）

餐次	菜肴名称	食物和用量
早餐	肉包子	肉包子［1 个；面粉 50 g，猪肉（瘦）25 g］
	鸡蛋	鸡蛋（40 g）
	馒头	馒头（1 个，面粉 30 g）
	苹果	苹果（200 g）
	豆浆	豆浆（100 ml）
	炒上海青	上海青（150 g）
午餐	米饭	大米（50 g）
	青椒土豆丝	青椒（50 g）、土豆（100 g）
	大白菜炒牦牛肉	牦牛肉（70 g）、大白菜（30 g）
	胡萝卜红烧肉	胡萝卜（50 g）、猪肉（50 g）
	青菜豆腐汤	青菜（30 g）、豆腐（30 g）
加餐	香蕉	香蕉（150 g，可食部 89 g）
	牛奶	牛奶（200 ml）
晚餐	瘦肉粥	大米（50 g）、猪肉（瘦，20 g）
	花卷	面粉（70 g）、油（少许）
	凉拌水萝卜黄瓜	水萝卜（30 g）、黄瓜（30 g）
	蒸南瓜	南瓜（150 g）

其他提示： 主动足量饮水，每日 7～8 杯水；阅读食品标签，选择低钠、低糖、低油 / 低脂、低反式脂肪酸食品；如添加糖，摄入量最好低于 25 g；如饮酒，摄入酒精量不超过 15 g；吃动平衡，每周进行至少 150 分钟的中等强度身体活动。

注： 该膳食设计基于 1980 kcal 能量需要量的平衡膳食模式，适用于 18 岁以上轻度或中度身体活动水平的人群。该能量需要量仅是估计值，您需要监测您的体重变化情况，判断是否需要调整能量摄入。

附表 2-4　成年男性一日食谱（一）

餐次	菜肴名称	食物和用量
早餐	藏面	碱水面（150 g）、骨汤（100 ml）
	鸡蛋	鸡蛋（40 g）
	甜茶	甜茶（600 ml）
加餐	苹果	苹果（200 g）
	酸奶	酸奶（100 ml）
	核桃	核桃（2 个；1 个核桃 15 g，可食部 6 g）
午餐	米饭	大米（75 g）
	青椒土豆丝	青椒（50 g）、土豆（100 g）
	大白菜炒牦牛肉	牦牛肉（100 g）、大白菜（50 g）
	胡萝卜红烧肉	胡萝卜（70 g）、猪肉（70 g）
	青菜豆腐汤	青菜（30 g）、豆腐（30 g）
加餐	香蕉	香蕉（150 g，可食部 89 g）
	牛奶	牛奶（200 ml）
晚餐	饺子	面粉（50 g）、牛肉（60 g）、芹菜（15 g）
	炝炒莲花白	莲花白（150 g）
	红薯	红薯（300 g）

其他提示： 主动足量饮水，每日 7～8 杯水；阅读食品标签，选择低钠、低糖、低油 / 低脂、低反式脂肪酸食品；如添加糖，摄入量最好低于 25 g；如饮酒，摄入酒精量不超过 15 g；吃动平衡，每周进行至少 150 分钟的中等强度身体活动。

注： 该膳食设计基于 2640 kcal 能量需要量的平衡膳食模式，适用于 18 岁以上轻度或中度身体活动水平的人群。该能量需要量仅是估计值，您需要监测您的体重变化情况，判断是否需要调整能量摄入。

附表 2-5　成年男性一日食谱（二）

餐次	菜肴名称	食物和用量
早餐	肉包子	肉包子［2 个；面粉 100 g，猪肉（瘦）50 g］
	鸡蛋	鸡蛋（40 g）
	馒头	馒头（2 个，面粉 60 g）
	苹果	苹果（200 g）
	豆浆	豆浆（250 ml）
	炒上海青	上海青（150 g）
加餐	酸奶	酸奶（100 ml）
	核桃	核桃（2 个；1 个核桃 15 g，可食部 6 g）
午餐	米饭	大米（75 g）
	青椒土豆丝	青椒（50 g）、土豆（100 g）
	大白菜炒牦牛肉	牦牛肉（100 g）、大白菜（50 g）
	胡萝卜红烧肉	胡萝卜（70 g）、猪肉（70 g）
	青菜豆腐汤	青菜（30 g）、豆腐（30 g）
加餐	香蕉	香蕉（150 g，可食部 89 g）
	牛奶	牛奶（200 ml）
晚餐	瘦肉粥	大米（70 g）、猪肉（瘦，30 g）
	花卷	面粉（70 g）、油（少许）
	凉拌水萝卜黄瓜	水萝卜（30 g）、黄瓜（30 g）
	蒸南瓜	南瓜（150 g）

其他提示： 主动足量饮水，每日 7～8 杯水；阅读食品标签，选择低钠、低糖、低油 / 低脂、低反式脂肪酸食品；如添加糖，摄入量最好低于 25 g；如饮酒，摄入酒精量不超过 15 g；吃动平衡，每周进行至少 150 分钟的中等强度身体活动。

注： 该膳食设计基于 2640 kcal 能量需要量的平衡膳食模式，适用于 18 岁以上轻度或中度身体活动水平的人群。该能量需要量仅是估计值，您需要监测您的体重变化情况，判断是否需要调整能量摄入。

附表 2-6 成年男性一日食谱（三）

餐次	菜肴名称	食物和用量
早餐	糌粑	糌粑粉（50 g）、酥油茶（70 ml）、糖（10 g）
	鸡蛋	鸡蛋（40 g）
	苹果	苹果（200 g）
加餐	核桃	核桃（2 个；1 个核桃 15 g，可食部 6 g）
	酸奶	酸奶（100 ml）
午餐	米饭	大米（50 g）
	青椒土豆丝	青椒（50 g）、土豆（100 g）
	大白菜炒牦牛肉	牦牛肉（100 g）、大白菜（50 g）
	胡萝卜红烧肉	胡萝卜（70 g）、猪肉（70 g）
	青菜豆腐汤	青菜（30 g）、豆腐（30 g）
加餐	香蕉	香蕉（150 g，可食部 89 g）
	牛奶	牛奶（200 ml）
晚餐	青菜牛肉面	青菜（100 g）、牦牛肉（50 g）、面（100 g）
	清炒菠菜	菠菜（150 g）
	玉米	玉米（142 g，可食部 87 g）

其他提示： 主动足量饮水，每日 7~8 杯水；阅读食品标签，选择低钠、低糖、低油／低脂、低反式脂肪酸食品；如添加糖，摄入量最好低于 25 g；如饮酒，摄入酒精量不超过 15 g；吃动平衡，每周进行至少 150 分钟的中等强度身体活动。

注： 该膳食设计基于 2640 kcal 能量需要量的平衡膳食模式，适用于 18 岁以上轻度或中度身体活动水平的人群。该能量需要量仅是估计值，您需要监测您的体重变化情况，判断是否需要调整能量摄入。

附录3　　常见身体活动强度和能量消耗表

	活动项目	身体活动强度 / MET		能量消耗 /（kcal·标准体重$^{-1}$·10 min^{-1}）	
				男（66 kg）	女（56 kg）
家务活动	整理床、站立	低强度	2.0	22.0	18.7
	洗碗	低强度	2.3	25.3	21.5
	收拾餐桌、做饭、准备食物	低强度	2.5	27.5	23.3
	擦窗户	低强度	2.8	30.8	26.1
	手洗衣服	中强度	3.3	36.3	30.8
	扫地、拖地、吸尘	中强度	3.5	38.5	32.7
步行	慢速（3 km/h）	低强度	2.5	27.5	23.3
	中速（5 km/h）	中强度	3.5	38.5	32.7
	快速（5 km/h）	中强度	4.0	44.0	37.3
	下楼	中强度	3.0	33.0	28.0
	上楼	高强度	8.0	88.0	74.7
	上下楼	中强度	4.5	49.5	42.0
跑步	慢跑，一般	高强度	7.0	77.0	65.3
	8 km/h，原地	高强度	8.0	88.0	74.7
	9 km/h	极高强度	10.0	110.0	93.3
骑自行车	12～16 km/h	中强度	4.0	44.0	37.3
	16～19 km/h	中强度	6.0	66.0	56.0

（续表）

活动项目		身体活动强度 / MET		能量消耗 / （kcal·标准体重$^{-1}$·10 min^{-1}）	
				男（66 kg）	女（56 kg）
球类活动	篮球，一般	中强度	6.0	66.0	56.0
	排球，一般	中强度	3.0	33.0	28.0
	乒乓球	中强度	4.0	44.0	37.3
	羽毛球，一般	中强度	4.5	49.5	42.0
	足球，一般	高强度	7.0	77.0	65.3
游泳	踩水，中等用力，一般	中强度	4.0	44.0	37.3
	爬泳（慢）、仰泳	高强度	8.0	88.0	74.7
	蛙泳，一般速度	极高强度	10.0	110.0	93.3

注：1 MET 相当于每千克体重每小时消耗能量 1 kcal［即 1 kcal/（kg·h）］，其中身体活动强度＜3 MET 为低强度，3~6 MET 为中强度，7~9 MET 为高强度，10~11 MET 为极高强度。受高原环境影响，高原地区居民身体活动能量消耗与其他地区相比有所增加。

主要参考文献

［1］ 中国营养学会. 中国居民膳食指南（2022）[M]. 北京：人民卫生出版社，2022.

［2］ Lowe D A, Wu N, Rohdin-Bibby L, et al. Effects of time-restricted eating on weight loss and other metabolic parameters in women and men with overweight and obesity: the TREAT Randomized Clinical Trial[J]. JAmA Intern Med, 2020, 180(11): 1491-1499.

［3］ Monzani A, Ricotti R, Caputo M, et al. A systematic review of the association of skipping breakfast with weight and cardiometabolic risk factors in children and adolescents: what should we better investigate in the future?[J]. Nutrients, 2019, 11(2): 387.

［4］ Boschloo A, Ouwehand C, Dekker S, et al. The relation between breakfast skipping and school performance in adolescents[J]. Mind Brain Educ, 2012, 6(2): 81-88.

［5］ Ishizuka R, Otaki N, Tai Y, et al. Breakfast skipping and declines in cognitive score among community-dwelling older adults: a longitudinal study of the HEIJO-KYO cohort[J]. J Geriatr Psychiatry Neurol, 2023, 36(4): 316-322.

［6］ Huisman S D, Hendrieckx C, Bot M, et al. Prevalence, associations and health outcomes of binge eating in adults with type 1 or type 2 diabetes: results from Diabetes MILES—the Netherlands[J]. Diabet Med, 2023, 40: e14953.

［7］ Hetterich L, Mack I, Giel K E, et al. An update on gastrointestinal disturbances in eating disorders[J]. Mol Cell Endocrinol, 2019, 497: 110318.

［8］ Liu J H, Yi P, Liu F. The effect of early time-restricted eating vs later time-restricted eating on weight loss and metabolic health[J]. J Clin Endocrinol Metab, 2023, 108(7): 1824-1834.

［9］ 陈潇函. 频繁食用外卖食品对于成年人肠道菌群的影响 [D]. 长沙：中南大学，2022.

［10］张玲玲，熊家豪，王纪川. 长沙市大学生外卖食品消费现状及其与超重肥胖的关联 [J]. 中华疾病控制，2020，24（9）：1027-1031.

［11］ 徐靖. 晨起饮水量与代谢综合征及其各组分间关联的研究 [D]. 天津：天津医科大学，2018.

［12］ 高向晖，杨建军，陶秀娟. 儿童青少年进餐中饮水行为对肥胖的影响 [J]. 中国学校卫生，2014，35（3）：360-362.

［13］ Wang J S, Chiang H Y, Chen H L, et al. Association of water intake and hydration status with risk of kidney stone formation based on NHANES 2009–2012 cycles[J]. Public Health Nutr, 2022, 25(9): 2403-2414.

［14］ Plüddemann A. Can drinking more water prevent urinary tract infections? The evidence says yes[J]. BMJ Evid Based Med, 2019, 24(5): 191-192.

［15］ Lotan Y, Daudon M, Bruyère F, et al. Impact of fluid intake in the prevention of urinary system diseases[J]. Curr Opin Nephrol Hypertens, 2013, 22: S1-S10.

［16］ Belizan J M, Sazawal S, Dhingra U, et al. Micronutrient fortified milk improves iron status, anemia and growth among children 1–4 years: a double masked, randomized, controlled trial[J]. PLoS One, 2010, 5(8): e12167.

［17］ Achón M, Úbeda N, García-González Á, et al. Effects of milk and dairy product consumption on pregnancy and lactation outcomes: a systematic review[J]. Adv Nutr, 2019, 10: S74-S87.

［18］ Zhang X, Chen X, Xu Y, et al. Milk consumption and multiple health outcomes: umbrella review of systematic reviews and meta-analyses in humans[J]. Nutr Metab, 2021, 18(1): 7.

［19］ Malmir H, Larijani B, Esmaillzadeh A. Consumption of milk and dairy products and risk of osteoporosis and hip fracture: a systematic review and meta-analysis[J]. Crit Rev Food Sci Nutr, 2020, 60(10): 1722-1737.

［20］ Shen Y, Wang Y, Chang C, et al. Prevalence and risk factors associated with hyperuricemia among working population at high altitudes: a cross-sectional study in Western China[J]. Clin Rheumatol, 2019, 38(5): 1375-1384.

［21］ Xu J, Lao J, Jiang Q, et al. Associations between milk intake and sleep disorders in Chinese adults: a cross-sectional study[J]. Nutrients, 2023, 15(18): 4079.

［22］ 马玉霞，韩琳，王何. 中国藏族人群高血压患病率的系统回顾和荟萃分析 [J]. 中华高血压杂志，2020，28（9）：847-855.

［23］ Clemente-Suarez V J, Mielgo-Ayuso J, Martin-Rodriguez A, et al. The burden of carbohydrates in health and disease[J]. Nutrients, 2022, 14(18):3809.

［24］ Chi D L, Scott J M. Added sugar and dental caries in children: a scientific update and future steps[J]. Dent Clin North Am, 2019, 63(1): 17-33.

［25］Calcaterra V, Cena H, Magenes V C, et al. Sugar-sweetened beverages and metabolic risk in children and adolescents with obesity: a narrative review[J]. Nutrients, 2023, 15(3): 702.

［26］Jakobsen D D, Brader L, Bruun J M. Association between food, beverages and overweight/obesity in children and adolescents: a systematic review and meta-analysis of observational studies[J]. Nutrients, 2023, 15(3): 764.

［27］Ma X, Nan F, Liang H, et al. Excessive intake of sugar: an accomplice of inflammation[J]. Front Immunol, 2022, 13: 988481.

［28］Osna N A, Donohue T M Jr, Kharbanda K K. Alcoholic liver disease: pathogenesis and current management[J]. Alcohol Research, 38(2): 147-161.

［29］Kesmodel U S, Nygaard S S, Mortensen E L, et al. Are low-to-moderate average alcohol consumption and isolated episodes of binge drinking in early pregnancy associated with facial features related to fetal alcohol syndrome in 5-year-old children?[J]. Alcohol Clin Exp Res, 2019, 43(6): 1199-1212.

［30］朱耿赞. 广西农村地区痛风及痛风石饮食影响因素研究 [D]. 南宁：广西医科大学，2017.

［31］Sturgess C, Montgomery H. Selection pressure at altitude for genes related to alcohol metabolism: a role for endogenous enteric ethanol synthesis?[J]. Exp Physiol, 2021, 106(11): 2155-2167.

［32］王倩倩，王晓航，邱山虎. 运动对肥胖相关代谢异常的作用 [J]. 中国实用内科杂志，2022，42（2）：102-106.

［33］Reiner M, Niermann C, Jekauc D, et al. Long-term health benefits of physical activity: a systematic review of longitudinal studies[J]. BMC Public Health, 2013, 13: 813.

［34］吴梵，高俊岭，唐富荣，等. 上海市金山区初中生饮食、体力活动与体重关系的研究 [J]. 中国健康教育，2019，35（4）：323-327.

［35］Lear S A, Hu W, Rangarajan S, et al. The effect of physical activity on mortality and cardiovascular disease in 130 000 people from 17 high-income, middle-income, and low-income countries: the PURE study[J]. Lancet, 2017, 390(10113): 2643-2654.

［36］Aune D, Norat T, Leitzmann M, et al. Physical activity and the risk of type 2 diabetes: a systematic review and dose-response meta-analysis[J]. Eur J Epidemiol, 2015, 30(7): 529-542.

［37］Holtermann A, Schnohr P, Nordestgaard B G, et al. The physical activity paradox in cardiovascular disease and all-cause mortality: the contemporary Copenhagen General

Population Study with 104 046 adults[J]. Eur Heart J, 2021, 42(15): 1499-1511.

［38］ Tong X, Chen X, Zhang S, et al. The effect of exercise on the prevention of osteoporosis and bone angiogenesis[J]. BioMed Res Int, 2019, 2019: 8171897.

［39］ Hermelink R, Leitzmann M F, Markozannes G, et al. Sedentary behavior and cancer: an umbrella review and meta-analysis[J]. Eur J Epidemiol, 2022, 37(5): 447-460.

［40］ Conn V S. Anxiety outcomes after physical activity interventions[J]. Nurs Res, 2010, 59(3): 224-231.

［41］ Kandola A, Ashdown-Franks G, Hendrikse J, et al. Physical activity and depression: towards understanding the antidepressant mechanisms of physical activity[J]. Neurosci Biobehav Rev, 2019, 107: 525-539.

［42］ Kim S Y, Park J H, Lee M Y, et al. Physical activity and the prevention of depression: a cohort study[J]. Gen Hosp Psychiatry, 2019, 60: 90-97.

［43］ 刘婉莹. 高海拔环境下运动影响移居者心肺功能的生理机制研究 [D]. 拉萨：西藏大学，2023.

［44］ Bianba, Andersen L B, Stigum H, et al. Children's exercise capacity at high altitude in Tibet[J]. Chin J Appl Physiol, 2014, 30(6): 481-488.

［45］ Liu Z, Hu H, Wen X, et al. Baduanjin improves neck pain and functional movement in middle-aged and elderly people: a systematic review and meta-analysis of randomized controlled trials[J]. Front Med, 2023, 9: 920102.

［46］ Wu Z, Kuang Y, Wan Y, et al. Effect of a Baduanjin intervention on the risk of falls in the elderly individuals with mild cognitive impairment: a study protocol for a randomized controlled trial[J]. BMC Complement Med Ther, 2023, 23(1): 233.

［47］ Hu H, Zhao Y, Feng Y, et al. Consumption of whole grains and refined grains and associated risk of cardiovascular disease events and all-cause mortality: a systematic review and dose-response meta-analysis of prospective cohort studies[J]. Am J Clin Nutr, 2023, 117(1): 149-159.

［48］ Zhang B, Zhao Q, Guo W, et al. Association of whole grain intake with all-cause, cardiovascular, and cancer mortality: a systematic review and dose-response meta-analysis from prospective cohort studies[J]. Eur J Clin Nutr, 2018, 72(1): 57-65.

［49］ Faezeh G, Mohammad S M, Ahmad E. Consumption of whole grains and risk of type 2 diabetes: a comprehensive systematic review and dose–response meta - analysis of prospective cohort studies[J]. Food Sci Nutr, 2022, 10(6): 1950-1960.

［50］ Pei Q, Dechen L, Xiaoyan W, et al. Fried-food consumption and risk of overweight/

obesity, type 2 diabetes mellitus, and hypertension in adults: a meta-analysis of observational studies[J]. Crit Rev Food Sci Nutr, 2021, 62(24): 6809-6820.

［51］ Zhou X, Wang L, Xiao J, et al. Alcohol consumption, DNA methylation and colorectal cancer risk: results from pooled cohort studies and Mendelian randomization analysis[J]. Int J Cancer, 2022, 151(1): 83-94.

［52］ Hur J, Smith-Warner S A, Rimm E B, et al. Alcohol intake in early adulthood and risk of colorectal cancer: three large prospective cohort studies of men and women in the United States[J]. Eur J Epidemiol, 2021, 36(3): 325-333.

［53］ Donat-Vargas C, Guerrero-Zotano Á, Casas A, et al. Trajectories of alcohol consumption during life and the risk of developing breast cancer[J]. Br J Cancer, 2021, 125(8): 1168-1176.

［54］ Iwase M, Matsuo K, Koyanagi Y N Y, et al. Alcohol consumption and breast cancer risk in Japan: a pooled analysis of eight population-based cohort studies[J]. Int J Cancer, 2021, 148(11): 2736-2747.

［55］沈霞芬，蔡强，俞蔚，等. 心血管疾病高危人群的影响因素及其关联分析 [J]. 基础医学与临床，2023，43（11）：1655-1661.

［56］ Wang H, Wang Y, Shi Z, et al. Association between dietary patterns and metabolic syndrome and modification effect of altitude: a cohort study of Tibetan adults in China[J]. Nutrients, 2023, 15(9): 2226.

［57］ Cui J, Zhaxi D, Sun X, et al. Association of dietary pattern and Tibetan featured foods with high-altitude polycythemia in Naqu, Tibet: a 1:2 individual-matched case-control study[J]. Front Nutr, 2022, 9: 946259.

［58］ Wang Q, Cui Q, Gao J P, et al. Plant-based dietary patterns and lung cancer mortality: a perspective cohort study[J]. Food Funct, 2023, 14(14): 6470-6481.

［59］ Qian Y, Che Z, Fu C, et al. Study on the association between dietary quality and overweight/obesity of Han nationality with cold in Yunnan plateau by DBI-16: a study based on a multi-ethnic cohort in China[J]. Diabetes Metab Syndr Obes, 2023, 16: 2311-2327.

［60］ Vallejo-Timaran D A, Reyes J, Gilbert R O, et al. Incidence, clinical patterns, and risk factors of postpartum uterine diseases in dairy cows from high-altitude tropical herds[J]. J Dairy Sci, 2021, 104(8): 9016-9026.

［61］ Liang S, Mijatovic J, Li A, et al. Dietary patterns and non-communicable disease biomarkers: a network meta-analysis and nutritional geometry approach[J]. Nutrients, 2022, 15(1): 76.

［62］ Ellouze I, Sheffler J, Nagpal R, et al. Dietary patterns and Alzheimer's disease: an updated review linking nutrition to neuroscience[J]. Nutrients, 2023, 15(14):3204.

［63］ Iso H. Dietary patterns and cardiovascular disease risk in Asia[J]. Nutrients, 2023, 15(11): 2481.

［64］ Guo W, Ge X, Lu J, et al. Diet and risk of non-alcoholic fatty liver disease, cirrhosis, and liver cancer: a large prospective cohort study in UK Biobank[J]. Nutrients, 2022, 14(24): 5335.

［65］ Alamnia T T, Sargent G M, Kelly M. Dietary patterns and associations with metabolic risk factors for non-communicable disease[J]. Sci Rep, 2023, 13(1): 21028.

［66］ Mekonnen B A, Oumer A, Ale A, et al. Major dietary patterns of community dwelling adults and their associations with impaired blood glucose and central obesity in Eastern Ethiopia: diet-disease epidemiological study[J]. PLoS One, 2023, 18(4): e0283075.

［67］ Nie C, Yang T, Wang Z, et al. Dietary patterns and gallstone risks in Chinese adults: a cross-sectional analysis of the China Multi-Ethnic Cohort Study[J]. J Epidemiol, 2023, 33(9): 471-477.

［68］ Yin X C, Wang W F, Li Z M, et al. The relationship between dietary patterns and blood mineral concentration among children in Hunan Province of China[J]. BMC Public Health, 2023, 23(1): 1518.

［69］ Mozaffari H, Jalilpiran Y, Suitor K, et al. Associations between empirically derived dietary patterns and cardiovascular risk factors among older adult men[J]. Int J Vitam Nutr Res, 2023, 93(4): 308-318.

［70］ Zhang Y, Wei Y, Tang D, et al. Association of major dietary patterns and different obesity phenotypes in Southwest China: the China Multi-Ethnic Cohort (CMEC) Study[J]. Eur J Nutr, 2023, 62(1): 465-476.

［71］ Lu J, Yang T, Tang D, et al. Associations between major dietary patterns and blood pressure among Southwest Chinese: a cross-sectional analysis based on the China Multi-Ethnic Cohort (CMEC) Study[J]. Nutr Metab Cardiovasc Dis, 2023, 33(5): 987-997.